LEÇONS CLINIQUES

SUR LA

CONTRACTURE DU COL VÉSICAL

FAITES

à l'Ecole pratique de la Faculté de médecine de Paris

PAR

Le D' DELEFOSSE,

Professeur libre de pathologie des voies urinaires,
Membre de la Société de médecine de Paris,
Membre de la Société médico-pratique, etc.

ET RECUEILLIES

PAR

E. PIOGEY,

Interne provisoire des hôpitaux de Paris.

PARIS

LIBRAIRIE J.-B. BAILLIÈRE ET FILS

Rue Hautefeuille, 19, près du boulevard Saint-Germain

1879

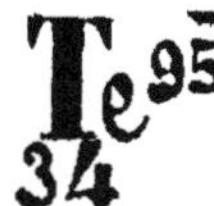

LEÇONS CLINIQUES

CONTRACTURE DU·COL VÉSICAL

TRAVAUX DU MÊME AUTEUR

Pratique de la chirurgie des voies urinaires, Paris, 1876, 1 vol. in-18 Jésus, IX, 532 pages avec 133 figures. 6 fr.

Procédés pratiques pour l'analyse des urines, des dépôts et des calculs urinaires, 2ᵉ édition, Paris, 1876, 1 vol. in-18 Jésus, 200 pages avec 18 pl., comprenant 72 fig. 2 fr. 50.

Paris. — Typ. A. PARENT, Imp. de la Fac. de Médecine, r. M.-le-Prince, 29-31.

LEÇONS CLINIQUES

SUR LA

CONTRACTURE DU COL VÉSICAL

FAITES

à l'École pratique de la Faculté de médecine de Paris

PAR

Le D' DELEFOSSE,

Professeur libre de pathologie des voies urinaires,
Membre de la Société de médecine de Paris,
Membre de la Société médico-pratique, etc.

ET RECUEILLIES

PAR

E. PIOGEY,

Interne provisoire des hôpitaux de Paris.

———

PARIS

LIBRAIRIE J.-B. BAILLIÈRE ET FILS

Rue Hautefeuille, 19, près du boulevard Saint-Germain

—

1879

PREMIÈRE LEÇON.

Définition. — Considérations anatomiques et physiologiques.

SOMMAIRE : Définition de la maladie. — Qu'est-ce que le col de la vessie ? — Le col de la vessie comprend la portion fixe de l'urèthre et est formé de trois parties : un orifice interne ou col vésical pour quelques auteurs, un corps ou portion prostatique et un orifice externe ou portion musculeuse. — Anatomie du sphincter interne ; fonctionnement de ce sphincter ; fermeture en soupape ; opinions de MM. Mercier et Caudmont. — Théorie de la miction ; expériences sur le vivant et sur le cadavre qui confirment cette théorie. — Corps ou portion prostatique. — Anatomie du sphincter externe ; fonctionnement de ce sphincter ; mode de fermeture. — Considérations cliniques qui militent en faveur de cette définition du col. — Qu'est-ce que la contracture ? — Sa différence avec le spasme et la contraction. — Opinions de MM. Onimus et Straus. — Considérations cliniques sur la contracture.

Messieurs,

Nous allons aborder un sujet sur lequel les chirurgiens actuels sont loin d'être d'accord, aussi bien en ce qui concerne l'anatomie que le diagnostic et le traitement ; je vous demande la permission d'y consacrer quelques leçons, car la contracture du col est une maladie que vous rencontrerez souvent dans votre pratique, qu'il est quelquefois difficile de diagnostiquer et enfin qui a été confondue pendant longtemps avec d'autres affections de la portion fixe du canal de l'urèthre.

La contracture du col vésical est « *un état morbide particulier caractérisé par des troubles dans l'émission de l'urine, très-souvent par de la douleur et dépendant de la contraction exagérée et permanente des muscles de Wilson et de Guthrie, et des lèvres de l'orifice uréthro-vésical.* »

1

Cette définition, un peu longue, peut être rédigée plus succinctement de la manière suivante, sans pour cela perdre de sa clarté : *Un état morbide caractérisé par une contraction exagérée et permanente des sphincters du col de la vessie.*

J'ai cru devoir débuter par cette définition, parce qu'elle me servira de guide dans la description de l'état morbide, et qu'elle exprime clairement ce que l'on doit entendre par contracture du col de la vessie ; et l'on ne doit pas dédaigner une définition simple et nette pour une maladie si peu étudiée jusqu'à ces derniers temps, maladie qui a été confondue avec d'autres affections sous le terme générique de *névralgies ;* je crois que l'on peut dire sans crainte que si la pathologie des voies urinaires a laissé pendant longtemps des points obscurs, c'est qu'on a mal déterminé ou presque toujours méconnu la contracture du col vésical.

Qu'est-ce que le col de la vessie? Qu'est-ce que la contracture? Voilà d'abord deux questions qu'il faut traiter, et encore, la contracture définie, le col de la vessie délimité, il reste ample matière à discussion : la contracture s'applique-t-elle seulement à la portion musculeuse de l'urèthre comme le prétendait le professeur Dolbeau? S'applique-t-elle seulement à l'orifice uréthro-vésical décrit par la plupart des anatomistes sous le nom de col de la vessie? Ou bien enfin atteint-elle à la fois ces deux régions comme le voulait Caudmont? Ce sont autant de problèmes que nous allons essayer de résoudre ensemble.

Que devons-nous entendre par col de la vessie ?
Il y a sur cette délimitation autant d'opinions que de
chirurgiens et d'anatomistes ; pour les uns, c'est
tout le canal de l'urèthre ; pour Fallope, c'est toute
la portion du canal comprise entre l'origine des corps
caverneux et la vessie ; pour M. Sappey, c'est l'orifice uréthro-vésical ; pour Amussat, Delbeau, Caudmont et M. Guyon, c'est la portion fixe du canal : la
première opinion a été complétement abandonnée
de nos jours ; les deux dernières limites sont les
seules actuellement en discussion.

Pour moi, acceptant la dernière délimitation, je regarde le col de la vessie comme formé par la réunion
des portions musculeuse et prostatique du canal de
l'urèthre ; ce n'est donc pas, à mon idée, un anneau
ayant quelques millimètres d'épaisseur, mais un
goulot long de 4 centimètres. Cette manière de dé-
limiter le col n'est pas aussi arbitraire qu'on pourrait
le croire à première vue ; elle est basée sur l'anatomie et la physiologie. En effet, si, le scalpel
nous démontre dans cette région l'existence de
fibres contractiles ; si l'anatomie et la physiologie nous démontrent que ces mêmes fibres font
l'occlusion de la vessie, nous serons en droit d'admettre la contracture du col vésical comme maladie
spéciale, distincte, puisque tout muscle est susceptible de spasme et de contracture.

Le col vésical est formé, comme tout conduit,
d'un corps ou milieu et de deux orifices ou extrémités ; il y a donc :

1° Un orifice interne ou col des anatomistes, que j'appellerai méat interne ou sphincter interne;

2° Un milieu ou portion prostatique;

3° Un orifice externe formé par la portion musculeuse et le muscle de Guthrie, orifice que j'appellerai sphincter externe.

L'anatomie de l'orifice interne laisse beaucoup à désirer comme netteté et précision; Cruveilhier, après avoir donné et discuté les principales opinions sur l'anatomie de ce méat ajoute que « le vague et l'incohérence des descriptions de ce sphincter prouvent assez qu'il n'existe aucune disposition anatomique bien évidente du col de la vessie, » regardant comme peu claires les descriptions données avant lui. Pour M. le professeur Sappey, ce sphincter est formé par un muscle puissant qui appartient non à la vessie, mais à la portion prostatique de l'urèthre : « C'est un anneau composé de fibres lisses réunies en un seul corps ayant une couleur bleuâtre et une consistance fibreuse, large de 10 à 12 millimètres et épais de 3 à 4 millimètres au niveau du col vésical. »

Dans une communication à la Société de chirurgie, en 1862, le professeur Dolbeau présenta, au nom de M. Sappey et au sien, des pièces pathologiques mettant au jour cet anneau disséqué, et il ajouta que ce col est très-difficile à montrer parce que le muscle qui entoure l'orifice interne de l'urèthre est formé de fibres pâles, très-serrées les unes contre les autres; il en résulte que le sphincter apparaît comme un bourrelet très-dur et que l'on distingue très-difficilement d'avec la prostate qui lui est contiguë. Il paraît que ces pièces n'étaient malheureusement pas très-probantes, car MM. Broca et Giraldès ne purent les admettre, et M. Richet écrivit de son côté, dans son Anatomie chirurgicale : « J'ai examiné avec soin les préparations de M. Dolbeau, et je dois avouer qu'il m'est resté quelques doutes. »

Jarjavay donne une définition vague dans ses « Recherches sur l'urèthre » : il considère le col comme formé par l'anneau le plus postérieur du muscle orbiculaire qui est étendu depuis la réunion des racines des corps caverneux jusqu'au réservoir de l'urine.

M. Mercier, qui s'est beaucoup occupé de cette question et qui fait autorité à juste titre, regarde le sphincter interne comme formé par les fibres antérieures du trigone qui, après avoir recouvert les granulations prostatiques, contournent l'orifice vésical et viennent se réunir à la partie antérieure de cet orifice en montant plus ou moins obliquement sur les parois antérieures et latérales de la vessie ; il ne croit pas qu'il y ait des fibres véritablement annulaires.

Vous voyez, Messieurs, par l'exposé sommaire des opinions de ceux qui sont les plus compétents en cette matière, combien elles diffèrent les unes des autres ; et cependant des dissections nombreuses et patientes ont été entreprises.

Pourquoi ce point est-il si controversé? C'est qu'il suffit de s'être livré soi-même à ces minutieuses dissections pour en reconnaître toutes les difficultés.

Afin d'arriver à un résultat satisfaisant autant que possible, j'ai injecté du plâtre dans des vessies ayant appartenu à des individus bien musclés; puis, j'ai fait macérer ces organes dans l'alcool.

Voici les conclusions auxquelles je suis arrivé, conclusions qui, d'ailleurs, avaient déjà été formulées par mon regretté maître le Dr Caudmont. Le trigone se termine en pointe à l'entrée de la région prostatique; de cette pointe partent parallèlement à la prostate et de chaque côté des fibres circulaires à concavité postérieure et latérale; permettez-moi une comparaison qui vous fera comprendre cet anneau; prenons une bague de la forme de celles appelées chevalières : le chaton représentera la pointe du trigone et l'anneau les fibres demi-circulaires. Ces fibres n'ont point d'adhérences avec la prostate, du moins dans les circonstances ordinaires, puisqu'elles en sont à une certaine distance, surtout en avant, ce qu'il est facile d'observer entre autres chez le chien ; d'autre part, elles ne sont bridées ni par les aponévroses, ni par des prolongements fibreux, de sorte qu'elles peuvent agir librement et que leur contraction est seulement arrêtée par leur rencontre avec la lèvre antérieure.

Ainsi, Messieurs, pour Caudmont et pour moi, l'orifice interne est formé de fibres circulaires très-mobiles, n'ayant aucune attache, si ce n'est à leur point de départ au trigone qui leur sert de point d'appui. Cet anneau a peu d'épaisseur, et les fibres qui le composent sont des fibres lisses.

Comment fonctionne cet orifice interne pour amener l'occlusion du canal et empêcher l'urine de couler constamment?

Si l'anatomie de cette région donne matière à discussion, il est encore plus difficile de s'entendre sur sa physiologie. Procédons d'abord, si vous le voulez bien, par raisonnement. Un fait qui doit frapper en premier lieu, c'est qu'il faut barrer le passage à un liquide. Or, quel est dans ce cas le meilleur système à employer? Est-ce la fermeture en collet de bourse comme cela a lieu, par exemple, pour le sphincter anal? Non, car l'urine filtrerait à travers les interstices de la muqueuse froncée quelle que soit la force de cette constriction ; vous avez remarqué les efforts puissants que fait un malade pris de rétention d'urine ; l'urine finirait forcément par se faire jour dans ce cas s'il n'y avait qu'une fermeture par la simple contraction de l'anneau. Généralement dans l'industrie, on se sert de soupape pour arrêter l'écoulement d'un liquide soumis à une force compressive et qui doit s'échapper par intervalles ; pourquoi la nature, qui emploie toujours les moyens les plus simples et les plus sûrs, n'aurait-elle pas placé ici une soupape? MM. Mercier et Caudmont se sont efforcés de démontrer ce mode de fermeture et par des pièces anatomiques et par des expériences. Des travaux récents indiquent que leurs auteurs, revenant aux idées anciennes, admettent la contraction normale du canal comme suffisante : les uns n'acceptent pas la soupape, parce qu'ils ne l'ont jamais rencontrée à l'autopsie; les autres ne l'admettent pas par le raisonnement suivant : s'il y a valvule, la contraction de l'orbiculaire de l'urèthre est inutile, et cependant on rencontre cette contraction à l'état normal; donc, il n'y a pas de valvule et c'est cette contraction normale qui, aidée dans certains cas par les muscles extrinsèques du périnée, forme l'obstacle à l'écoulement de l'urine. Il est facile de répondre à ces deux objections. — On ne trouve pas la valvule à l'autopsie, parce que, comme je vous l'expliquerai plus loin, elle ne peut pas subsister après la mort.

D'un autre côté, la valvule peut parfaitement s'admettre malgré la contraction normale de l'orbiculaire; parce qu'il y a synergie dans les deux sphincters, parce que cette contraction physiologique existe en même temps dans les deux et enfin, ajouterai-je, parce que la sensibilité des deux sphincters augmente en même temps; toutes les fois qu'un instrument introduit dans le canal amène une douleur vive à l'entrée de la portion musculeuse, cette même douleur se reproduit au passage de l'instrument à travers le sphincter interne.

Je viens de vous expliquer pourquoi il m'était impossible d'admettre la contraction simple de l'orbiculaire comme moyen d'occlusion; en dehors du raisonnement s'appuyant sur les efforts du malade et comme nous le verrons plus loin sur la différence de fonctionnement des deux sphincters, fonctionnement qui nécessite ces deux sphincters, il y a un autre fait caractéristique : il m'est arrivé de faire l'autopsie de malades dont la luette vésicale était complétement détruite par des tubercules qui n'avaient pas atteint toute la portion du canal, depuis le méat interne jusqu'à l'aponévrose moyenne du périnée, en un mot, qui n'avaient détruit que le col des anatomistes ; et cependant il y avait eu chez ces malades incontinence d'urine. Si l'on admet la contraction simple de l'orbiculaire, cette incontinence ne peut pas s'expliquer, car il restait assez de ce muscle à l'état sain pour faire l'occlusion. J'ajouterai enfin, en dernière raison, ce qu'a indiqué M. Mercier : le sphincter anal est un simple collet de bourse, c'est ce qui fait que les malades atteints de dysentérie ont de la peine à retenir leurs matières fécales.

MM. Mercier et Caudmont ne sont pas tout à fait d'accord sur le fonctionnement de cette valvule.

Pour M. Mercier, l'orifice interne a une forme triangulaire à base formée par la lèvre postérieure, et, d'après lui, c'est cette lèvre qui joue le principal rôle dans l'occlusion : supposons une ouverture formée de deux segments se correspondant par leurs extrémités ; qu'on suppose, en outre, que l'un de ces segments restant immobile ou presque immobile, l'autre vienne glisser sur lui et le croiser, on verra l'ouverture qu'ils circonscrivent diminuer d'abord, puis disparaître. Voilà une image grossière, mais assez exacte, de la manière dont se ferme le col de la vessie ; en un mot, c'est la lèvre postérieure qui fait couvercle.

Caudmont fait observer avec juste raison que ces fibres postérieures sont dans de très-mauvaises conditions pour se contracter efficacement, et que leur déplacement doit être très-restreint étant attachées au trigone qui est lui-même étroitement uni aux aponévroses du bassin. Par conséquent, il est très-difficile d'admettre que la lèvre postérieure soit soulevée en forme de soupape, au moins dans une grande étendue, et qu'elle produise presque à elle seule la rétention de l'urine dans la vessie ; à l'état normal, le soulèvement de la pointe du trigone est si peu marqué, qu'il ne saurait suffire à obturer l'ouverture uréthrale.

Au contraire, examinons attentivement les fibres dont je vous ai parlé tout à l'heure : comme elles sont très-indépendantes, elles sont dans d'excellentes conditions pour faire l'office de soupape. Pour Caudmont, l'orifice interne a une forme demi-circulaire à concavité postérieure, et, à l'état normal, quand ces fibres sont en contraction physiologique, elles sont devenues transversales et viennent coiffer la lèvre postérieure qui, dans ce mouvement, s'est elle-même légèrement avancée ; de sorte que nous avons ici un mode d'occlusion constitué par une soupape formée par la lèvre antérieure, laquelle vient s'appliquer sur la lèvre postérieure : les quatre cinquièmes antérieurs de l'ouverture sont bouchés par la lèvre antérieure, le cinquième postérieur par la lèvre postérieure.

A la mort, ces fibres antérieures ne sont plus sous

l'influence de la contraction tonique ; elles ne sont plus contractées, elles se relâchent, et c'est ce qui fait que cette lèvre antérieure n'est pas visible à l'autopsie.

Permettez-moi, pour bien vous faire saisir cette discussion, longue mais nécessaire, de la résumer en quelques mots : lorsqu'on veut fermer un sac, il suffit de faire une constriction circulaire ; mais si ce sac doit contenir un liquide, soumis à une compression, qu'en outre l'ouverture du sac doit être toujours à la partie la plus déclive, la constriction circulaire ne suffit plus, il faut une soupape ; c'est le cas de la vessie ; mais ici il ne faut pas une soupape permanente, car sans cela on aurait la rétention d'urine permanente qui existe avec la valvule prostatique, et dans les cas de contracture du col très-avancée.

La théorie que je viens d'exposer devant vous est en rapport avec l'anatomie des organes ; il est encore facile d'expliquer par elle la physiologie de la miction à l'état normal : admettons une vessie complétement vide, et l'urine y arrivant goutte à goutte, comme cela se fait normalement ; lorsqu'une goutte d'urine tombe dans le réservoir, elle se dirige vers l'orifice interne, en coulant le long du trigone, et va pour s'engager dans l'urèthre : si aucun phénomène ne survenait, cette goutte irait dans le canal, puis en sortirait ; de même pour les autres gouttes, et il y aurait incontinence d'urine. Mais il se produit un mouvement dans les fibres circulaires qui barre le chemin à cette goutte, et voici comment : sous l'influence du contact du liquide, des fibres longitudinales qui se trouvent éparpillées sous la muqueuse à la partie antérieure de l'orifice se contractent, et par leur contraction amènent à leur tour celle des fibres demi-circulaires qui forment la lèvre antérieure. Par suite de leur contraction, ces fibres, de demi-circulaires, deviennent transversales et se placent au-dessus de la pointe du trigone, qui s'est elle-même légèrement avancée. Une fois la soupape appliquée, la pression de la colonne liquide augmente encore cette fermeture. Au fur et à mesure que la vessie se remplit, les fibres longitudinales qui forment les parois vésicales s'étirent et il y a antagonisme de plus en plus marqué entre les fibres demi-circulaires et les fibres longitudinales, jusqu'à ce qu'enfin ces dernières, prenant un point d'appui sur le liquide, triomphant de la résistance des fibres circulaires, et ouvrant la soupape, donnent passage à l'urine. Une fois la miction commencée, elle se continue jusqu'à ce que la vessie soit vidée, et pendant tout ce temps la lèvre antérieure cesse d'être en contraction. On a parlé de muscles dilatateurs du sphincter interne ; le vrai dilatateur du sphincter c'est l'urine qui, étant incompressible, est chassée par la vessie, et ouvre le sphincter comme on ouvre une porte, en la poussant avec la main, sans employer d'autre moyen.

Le moment où se produit l'envie d'uriner est celui où les fibres longitudinales triomphent des fibres circulaires et comme ces dernières ne sont pas soumises à la volonté, il y aurait écoulement involontaire d'urine, si le sphincter externe qui, lui, est soumis à la volonté,.ne venait au secours du sphincter interne et n'inquiétait la miction involontaire non-seulement par sa constriction directe, mais en augmentant par synergie l'action du sphincter interne.

Voyons comment agissent les fibres longitudinales de la vessie dans le phénomène de la miction. Quand la vessie se vide, la partie supérieure de sa face postérieure appuie sur le liquide : celui-ci, refoulé en avant, chasse derrière le trigone le liquide situé au-dessous de lui, et sort en suivant la paroi antérieure de la vessie. Ce n'est donc pas l'urine placée sur le trigone qui sort la première, mais bien celle qui est située à la partie supérieure du réservoir; ce qui prouve la justesse de cette théorie, c'est que, lorsque les urines sont chargées, elles déposent comme au fond d'un vase et ce n'est pas ce dépôt qui sort le premier, mais la partie claire qui surnage ce dépôt, même lorsque l'œil de la sonde ne dépasse le niveau du trigone.

Messieurs, je me suis étendu déjà bien longuement sur cette question, et cependant je la considère comme tellement importante pour comprendre la contracture du col, que je demande avant de l'abandonner à résumer devant vous les expériences sur le cadavre qui ont été faites par Caudmont pour appuyer sa théorie, expériences que j'ai faites moi-même et que vous pouvez facilement reproduire à l'amphithéâtre.

La partie de l'orifice qui contribue le plus à le fermer est celle qui doit céder pour la plus grande part lorsqu'il vient à s'ouvrir; sous ce rapport les expériences que je vais vous indiquer confirment pleinement les considérations anatomiques précédentes, et leur servent de corollaire.

1° Une vessie étant ouverte et laissée dans le bassin, passez des sondes de plus en plus volumineuses par le canal; vous verrez que la lèvre postérieure ne se déprime jamais que de la même quantité, et que l'ouverture nécessaire au passage de l'instrument est produite surtout par la dilatation de la lèvre antérieure.

2° Si vous faites par l'urèthre d'un cadavre une injection avec une matière susceptible en se solidifiant de conserver le moule des parties, vous constaterez que la lèvre postérieure est à peine concave, tandis que l'antérieure forme une demi-sphère. Vous pouvez vous en rendre compte « de visu » sur ce moule en plâtre que je vous présente. Cette expérience démontre en outre que la paroi postérieure de l'urèthre, au niveau de la prostate, continue exactement le plan du trigone vésical, de sorte que l'urine en suivant ce plan est déversée naturellement de la vessie dans son conduit excréteur.

3° Enlevez la vessie du bassin en conservant la prostate et les autres organes ; ouvrez ce réservoir, faites tomber un jet d'eau dans son intérieur en le dirigeant sur l'orifice uréthral et en augmentant ou diminuant le jet, vous verrez très-distinctement se mouvoir la lèvre antérieure, et l'orifice s'accommoder ainsi aux différents volumes de la colonne d'eau.

J'examinerai en dernier lieu si la pathologie accepte cette théorie de l'occlusion.

Un malade peut être atteint, soit de rétention d'urine, soit d'incontinence réelle d'urine qu'il ne faut pas confondre avec l'incontinence fausse, due à ce que le malade urine par regorgement ; d'un autre côté, les causes de rétention résidant au col de la vessie sont dues soit à l'engorgement sénile de la prostate, soit à la valvule musculaire, soit à une contracture, quelle que soit son origine.

Dans l'engorgement sénile, les lobes latéraux de la prostate ont une grande hauteur. En augmentant de volume, ils donnent à l'orifice une forme triangulaire ; mais il n'y a de modifié que la lèvre postérieure qui de courbe est devenue anguleuse. Quant à la lèvre antérieure, tant qu'elle n'est pas atteinte par les granulations, elle peut fonctionner et il n'y a pas de rétention. Par conséquent, cette théorie explique parfaitement la rétention qui arrive progressivement avec cet état morbide. Cette difficulté d'uriner sera due : 1° à l'accroissement de la lèvre postérieure qui, se projetant en avant, envahit de plus en plus l'ouverture et n'a plus de retrait ; 2° à l'envahissement de la valvule antérieure par les granulations prostatiques, envahissement qui lui enlève sa mobilité, la refoule vers la lèvre postérieure contre laquelle elle reste appliquée. Les incontinences d'urine fausses qui alternent souvent avec la rétention sont produites par le trop plein de la vessie ; trop plein qui finit par se faire un passage. L'incontinence d'urine vraie, qui existe dans ce cas d'engorgement sénile est due aussi à l'immobilité de la lèvre antérieure, envahie par les granulations et qui n'a pu arriver à couvrir complétement l'ouverture, laquelle reste béante.

Notre théorie explique aussi parfaitement la difficulté d'uriner quand le col est atteint de valvule musculaire ou de contracture.

En effet, dans ces affections, l'ouverture est bouchée en grande partie, si ce n'est quelquefois complétement, par une surface fixe, qui est dans le premier cas la valvule musculaire, dans l'autre, la lèvre antérieure contracturée.

J'aurais encore beaucoup à m'étendre sur ce sphincter interne, et j'y ai déjà consacré plus de la moitié de la séance ; cependant j'ajouterai encore quelques mots en vous détaillant ce moule en plâtre représentant la cavité vésicale, et qui montre parfaitement le rôle joué par la mobilité de la lèvre antérieure. Vous voyez sur ce moule que celle-ci a été très-distendue par le plâtre liquide et qu'elle forme une ligne demi-circulaire, tandis que la paroi postérieure est marquée par une ligne très-peu concave; un autre point très-important, c'est que la paroi antérieure de la vessie prend tout à coup une direction horizontale au voisinage de la lèvre correspondante de l'orifice urétro-vésical, tandis que jusquelà elle était descendue verticalement, de telle sorte que cet orifice est situé au moins à 1 centimètre plus en arrière que la paroi antérieure de la vessie, au lieu d'être sur le même plan qu'elle (1).

(1) La figure de ce moule est reproduite dans mon traité de *Pratique de la chirurgie des voies urinaires*, p. 325.

Passons au conduit : j'ai peu de chose à en dire ; l'anatomie de la portion prostatique du canal est décrite dans tous les ouvrages classiques et n'offre au point de vue de la contracture aucune idée particulière à développer.

Il n'en est pas de même du sphincter externe ou portion musculeuse de l'urèthre. On dirait que la nature s'est efforcée de rendre difficile l'étude anatomique de la portion fixe du canal ; les muscles de Wilson et de Guthrie ont été l'objet de discussions très-vives au sujet de leur conformation.

En m'aidant des idées de Jarjavay, de Denonvilliers et de MM. Richet et Gosselin, et me basant sur des dissections, je décrirai ainsi le muscle de Wilson : ce muscle est situé en dedans de l'aponévrose latérale de la prostate, en arrière du ligament de Carcassonne, et formé de deux faisceaux qui, partis de la symphyse et du corps du pubis, se portent en bas et en arrière, vers la région musculeuse, qu'ils embrassent en se réunissant en dessous : par leur contraction ils portent en haut et en avant cette portion musculeuse et resserrent ses parois.

Ce muscle a fait donner à cette partie du canal le nom de portion musculeuse actuellement adopté et beaucoup plus juste que celui de portion membraneuse anciennement admis.

Quant au muscle de Guthrie, il faut l'envisager d'une façon particulière pour admettre qu'il contribue à la fermeture du canal ; en effet, vous savez que ce muscle est situé entre les deux feuillets de

D.   2

l'aponévrose moyenne, et qu'il rayonne autour du canal, pris comme centre. Or, élargit-il l'urèthre, comme le prétendaient Denonvilliers et Cruveilhier, ces fibres prenant un point d'appui à la circonférence ? Ou est-il en opposition avec le muscle de Wilson et agit-il alors de haut en bas comme l'indique M. Mercier ? Ou enfin, nous rangeant à l'opinion de Caudmont, n'admettrons-nous que des fibres transversales qui, prenant leur point d'appui sur les branches du pubis, ferment le canal en se contractant horizontalement ? Avec cette théorie, leur contraction augmenterait évidemment la force de l'occlusion. Pour ma part, je suis forcé d'avouer que jusqu'à présent mes idées ne sont pas bien fixées sur ce sujet. Quoi qu'il en soit, le muscle de Wilson est assez fort pour offrir à lui seul une résistance considérable quand il est contracturé.

Ce sphincter n'a plus besoin d'être en forme de soupape, car il n'est pas destiné à empêcher la sortie de l'urine, mais à renforcer le sphincter interne. Dans ce cas, la fermeture en collet de bourse suffit. Ce sphincter, comme le sphincter interne, existe aussi bien chez la femme que chez l'homme ; il se trouve aussi chez l'enfant, ce qui démontre d'ailleurs que si la prostate joue un certain rôle dans l'occlusion de la vessie, ce rôle est bien minime.

Il y a synergie complète entre les deux sphincters et il est facile de prouver qu'ils ne peuvent exister l'un sans l'autre ; d'abord le mode de fermeture du sphincter externe ne lui permettrait pas à lui seul de s'opposer à l'écoulement du liquide; en outre, les cas de l'urine rencontrée derrière le sphincter externe ont été, je crois, généralement mal observés. Les cas où ce phénomène se produit sont dus à ce que la vessie très-irritée entre en contraction aussitôt que la sonde arrive dans la portion musculeuse, d'où sortie immédiate de l'urine.

D'un autre côté, dans certaines circonstances, le sphincter interne ne serait pas un obstacle suffisant à l'émission des urines, d'autant plus que ce sphincter est composé de fibres non soumises à la volonté; il a donc fallu le renforcer par un sphincter dont les fibres, au contraire, seraient sous la dépendance de la volonté. C'est le cas du sphincter externe.

Ces trois parties du col décrites séparément, il est facile d'établir que c'est au ligament de Carcassonne qu'il commence. Depuis longtemps déjà, des chirurgiens avaient été frappés des différences anatomiques et physiologiques considérables qui existent entre la portion du canal située en deçà de l'aponévrose et celle située au delà. Leroy d'Etiolles, dans son « Traité des angusties, » s'en est longuement occupé; l'anatomie lui avait d'abord démontré l'existence d'un premier col de la vessie, immédiatement en arrière du bulbe; l'expérience confirma les données de l'anatomie. Il avait remarqué que les sensations ne sont plus les mêmes, et pour le malade et pour l'opérateur, quand la bougie a franchi l'obstacle qui ferme l'entrée de la portion musculeuse; que les liquides sont toujours arrêtés en cet endroit,

et qu'ils ressörtent sans avoir traversé cet obstacle.
En sondant un malade, vous avez tous observé
cette particularité qu'il y a un point d'arrêt très-
sensible à l'entrée de la portion musculeuse ; que si
la sonde est flexible ou formée de matières malléables
comme la cire, elle peut occasionner des difficultés
pour le cathétérisme ; il y a donc là une première
porte à ouvrir. D'un autre côté, le malade ressent
au moment même de cette *pénétration* le besoin
d'uriner.

Ce qui existe pour la bougie existe aussi pour les
liquides ; prenez la sonde qui sert aux instillations :
si vous injectez du liquide avant que la boule soit
entrée dans la portion musculeuse, il reviendra au
méat sans avoir franchi l'obstacle ; au contraire,
introduisez la boule de quelques millimètres seulement dans la portion musculeuse, et le liquide ira
directement dans la vessie.

Terminons cette leçon, Messieurs, par quelques
mots sur la contracture, et nous aurons ainsi déterminé ensemble les deux premiers points qui se pré-
sentaient à nous dès que la définition de la maladie
était donnée.

Nous venons de voir qu'anatomiquement et phy-
siologiquement le col de la vessie peut être délimité,
qu'ayant des muscles il est susceptible comme tous
les organes musculaires de spasme et de contracture.
Qu'est-ce donc que la contracture du col ? Il n'est pas
inutile de nous arrêter sur cette expression. Des
thèses récentes sur la contracture du col vésical

prouvent que l'on ne s'entend pas du tout; presque tous les auteurs de ces thèses ont confondu le spasme, la contraction et la contracture; aussi est-il difficile de se reconnaître. Il y a cependant une très-grande différence entre le spasme, c'est-à-dire une affection accidentelle qui arrive subitement et s'en va de même et la contracture qui est une maladie non passagère qui arrive lentement, est de longue durée, qui n'est que la complication de l'autre, et qui débute presque toujours par lui. Le spasme peut donner lieu à une rétention d'urine momentanée, mais ce n'est pas la contracture; la contraction exagérée et souvent renouvelée engendre la contracture.

La *contracture*, d'après M. Onimus, est « un état de rigidité pathologique de la fibre musculaire, tandis que la contraction est un état physiologique de cette même fibre. » M. Straus propose la définition suivante : « La contracture est une contraction tonique, persistante et involontaire d'un ou de plusieurs muscles; » ce qui la caractérise surtout, d'après le même auteur, c'est que : 1° elle est un phénomène actif, une contraction; 2° cette contraction est durable.

Comme vous le voyez, M. Straus emploie des termes qui sont presque ceux de Caudmont dans la définition de la maladie; ces deux opinions que nous venons de donner expliquent parfaitement ce qu'il faut entendre par contracture.

Vous aurez donc bien soin de ne pas employer indifféremment tantôt le mot de contracture, tantôt le mot de spasme ; dans ces leçons, je ne m'occuperai que de la contracture.

Lorsqu'on a étudié les maladies des voies urinaires, on ne tarde pas à se convaincre : 1° que le col vésical est le lieu où se passe souvent presque toute la scène morbide ; tantôt point de départ, foyer d'irradiation périphérique lorsqu'il est primitivement affecté ; tantôt, au contraire, centre commun vers lequel convergent et où viennent retentir les lésions d'un point quelconque de l'appareil. Ce centre d'afflux et d'impulsions est déterminé par une répartition plus large, une richesse plus grande des éléments vasculaires et nerveux.

2° Que la plupart des maladies de l'appareil urinaire déterminent, à de très-faibles nuances près, un seul et même phénomène capital, la difficulté d'uriner.

3° Que c'est généralement au col que se rapportent les sensations pénibles et douloureuses. Quel est l'état organopathique du col qui peut expliquer tout cela ? Selon nous, c'est la *contracture*.

La contracture atteignant aussi bien les fibres striées que les fibres lisses s'établit d'emblée sur les deux sphincters à la fois : les preuves nous en seront amplement fournies quand nous étudierons les symptômes locaux à l'aide de la sonde.

Je me suis efforcé de vous démontrer dans cette leçon que le col de la vessie, aux points de vue anatomique et physiologique doit comprendre toute la portion fixe du canal : que ce col est fermé par deux sphincters, l'un interne, formé de fibres lisses, indépendantes de la volonté, offre l'aspect d'une soupape ; l'autre externe, formé de fibres striées, dépendantes de la volonté, à constriction circulaire, a pour but de renforcer l'action du premier ; ce dernier sphincter, d'une action instantanée, peut se contracter avec assez de force pour empêcher l'entrée d'une sonde, mais n'est pas suffisant pour faire l'occlusion vésicale.

Entre ces deux sphincters, une portion prostatique aidant chez l'homme à la fermeture du col, mais non indispensable, puisque la prostate n'existe pas chez la femme et chez l'enfant à l'état rudimentaire.

Je vous ai expliqué ensuite comment je comprenais le phénomène de la miction. J'ai laissé un peu de côté, volontairement, la question de savoir si elle était sous la dépendance de la moelle ou sous celle de l'encéphale ; les physiologistes ne sont pas d'accord sur ce sujet et les expériences rapportées sont peu probantes ; il me paraît évident cependant qu'à l'état normal une partie du phénomène est volontaire et l'autre indépendant de la volonté.

Ces données établies, je vous ai défini la contracture, sa différence avec le spasme ; je vous ai indiqué que cette contracture atteint les deux sphincters en même temps. Nous sommes donc actuellement en pleine possession de notre sujet, dont nous étudierons l'étiologie dans la prochaine séance.

DEUXIÈME LEÇON.

Etiologie. — Symptômes fonctionnels.

Messieurs,

L'affection appelée contracture du col était déjà connue quand Caudmont en fit une maladie ayant une place spéciale dans le cadre nosologique, mais elle était connue sous divers noms et sans définition propre et caractéristique. Les auteurs s'étaient contentés de signaler ce qu'ils observaient sans y attacher plus d'importance qu'à une autre affection musculaire. M. Mercier, en 1844, écrivant sur la contraction involontaire de tout muscle adjacent à un foyer inflammatoire, citait à cette occasion la contracture du sphincter de l'anus dans les cas de fissures douloureuses ou d'hémorrhoïdes enflammées. Il en avait déduit que lorsque la membrane muqueuse de l'urèthre ou les granulations prostatiques voisines sont le siége d'une inflammation prolongée, les mêmes phénomènes peuvent se passer dans les fibres du col de la vessie.

Leroy d'Etiolles, dans son « Recueil de Lettres et Mémoires », en 1844 : dans son « Traité des Angus - ties », en 1845, s'est étendu longuement sur la question. On remarque que, sans y voir complétement clair, il est sur la voie d'une affection spéciale; il établit une distinction entre les rétrécissements spasmodiques bulbaires et la contracture de l'entrée de la portion musculeuse ; sans accepter la contracture du col comme entité morbide il essaie d'en établir les symptômes. En 1849, Besançon, dans sa « Thèse sur l'hystérie », s'occupe de l'influence des crises sur la rétention d'urine ; il cite des hystériques qui sont tourmentées depuis des mois par une invincible dysurie ; il rapporte des cas dans lesquels l'hystérie peut simuler la cystite simple. Desruelles, en 1855, dans son « Histoire de la blennorrhagie uréthrale », donne une description de l'inflammation chronique du col de la vessie avec contracture, sous le nom de blennorrhée-bulbosurique; il cite des observations de contracture compliquant l'uréthrite chronique du col. En 1851 M. Pomié, et en 1856 M. Marin y Granados publièrent deux thèses inaugurales composées d'après des notes prises à la clinique du Dr Caudmont ; ils y donnent une esquisse de la maladie, et établissent succinctement son étiologie, ses symptômes et son traitement.

A une époque plus rapprochée de nous, le professeur Dolbeau s'en est occupé en 1867 dans ses « Leçons de clinique chirurgicale », Philipps n'a fait que copier les deux thèses signalées plus haut. J'abrège la liste des différents travaux sur cette matière pour ne pas fatiguer votre attention. Il me suffira de citer les Traités de Roux, Campaigne, Velpeau et surtout celui de Civiale ; dans ces dernières années, les thèses de MM. Pouliot, en 1872, Sœckel, 1874, Sébeaux, en 1877, Laforest, en 1878; etc. Ce qui manque, à mon avis, dans ces derniers travaux, c'est une maladie bien définie et bien caractérisée; comme je vous l'ai déjà dit, presque tous ces auteurs ont confondu la contracture avec le spasme ; les uns rapportent à la contracture la rétention d'urine passagère survenant après de violents efforts pour s'abstenir d'uriner; les autres, celle qui est due à des excès de table ou de boisson, à l'accouchement; ce n'est pas la contracture, mais un spasme du col qui est la cause dans ces cas. Je ne saurais trop le répéter, la contracture doit être distincte du spasme, qui est essentiellement temporaire, qui survient et s'efface brusquement, tandis que la contracture arrive lentement et disparaît de même. Il est évident que presque toujours le spasme n'est que le prélude de la contracture et qu'il peut la compliquer.

Il ne faut pas confondre non plus la contracture avec ces états morbides passagers que Sir James Paget a caractérisé du nom de bégaiement de l'urèthre dans ses « Leçons de clinique. » — Il s'agit dans ces cas d'influence considérable de l'habitude et de l'association des idées : cependant, on doit remarquer que ces accidents se produisent surtout chez les personnes qui ont une sensibilité générale du système nerveux. Pour guérir ces affections, on doit insister principalement sur un traitement général et spécial, je dirai même moral.

Cette confusion écartée, examinons ensemble les causes de la contracture. On peut ranger les causes de la contracture du col dans deux catégories principales : 1° les causes générales, 2° les causes locales. Les causes générales se rapportent soit au tempérament soit à une diathèse, soit à une maladie chronique, soit à une maladie spécifique, soit enfin au régime et aux habitudes du malade. Tous les âges et les deux sexes sont également susceptibles d'être atteints par la contracture. Cette affection existe chez les femmes plus souvent qu'on ne croit. Vous rencontrerez assez souvent des malades du sexe féminin qui souffrent depuis deux, trois et même quatre ans, d'envies fréquentes d'uriner et de douleurs très-vives en urinant : aucune inflammation de voisinage ne peut être réputée cause de cet état morbide : vous avez affaire dans ces cas à une contracture du col de nature nerveuse ou rhumatismale.

Chez les enfants, l'incontinence d'urine que l'on observe est généralement plutôt une incontinence fausse qu'une incontinence réelle ; elle est due à une rétention d'urine résultant d'une contracture du col d'origine nerveuse ; ceci est si vrai que si vous venez à sonder ces petits êtres, dans le cas d'incontinence, vous retirerez presque toujours une grande quantité de liquide ; ils urinent par regorgement ; permettez-moi, Messieurs, de vous donner en passant le conseil suivant à ce sujet : quand vous êtes appelé auprès d'un enfant qui pisse au lit, n'instituez jamais un traitement avant d'avoir percuté la vessie et pratiqué le cathétérisme.

Les tempéraments nerveux sont plus sujets que d'autres à la contracture. La plupart des névroses, l'hystérie, les affections des centres nerveux, occasionnent cet état morbide. Chez les individus atteints d'ataxie locomotrice, il existe, surtout au début, non pas simplement une contraction exagérée, mais une véritable contracture. Ils ont alors des rétentions d'urine qui exigent des sondages longtemps continués. Il serait d'ailleurs difficile d'expliquer autrement cette dysurie, la sonde traversant facilement le canal. Vous rencontrerez souvent dans votre clientèle des personnes très-nerveuses, d'une constitution faible, qui se plaindront de douleurs vives en urinant, douleurs qui persistent même dans l'intervalle des mictions, d'envies fréquentes d'uriner. Vous ne trouverez rien ni du côté de la vessie, ni du côté de la prostate et vous serez tout étonnés de voir le malade reprendre des forces, les fonctions urinaires s'améliorer, simplement sous l'influence d'un traitement tonique, antinerveux, aidé du passage de sondes dans le canal. Je soigne actuellement avec M. le D' Pfeiffer un malade qui depuis 4 ans est atteint d'envies fréquentes d'uriner ; la nuit toutes les trois à quatre heures, le jour toutes les heures et demie au maximum. Cet homme, d'un tempérament très-nerveux et en même temps rhumatisant, n'a jamais eu de blennorrhagie, ni de prostatite : il n'est pas calculeux et on peut passer une sonde n° 21 dans son canal ; il est donc évident que nous avons là une contracture du col de nature nerveuse et rhumatismale, d'autant plus rebelle à un traitement quelconque que la cause siége dans une diathèse.

Les affections syphilitiques peuvent amener aussi la contracture du col, témoin l'observation suivante, se rapportant à un malade atteint d'une contracture du col symptomatique d'une paralysie d'origine syphilitique et compliquée d'atonie de la vessie. Ce malade, âgé de 40 ans, d'une bonne constitution et d'une bonne santé habituelles, avait contracté, au mois de mai 1870, un chancre induré avec ganglions consécutifs dans l'aine gauche. Au commencement de novembre 1876, à la suite de violentes émotions, ce malade fut pris d'une paraplégie des membres inférieurs qui se déclara en peu de jours avec une perte du mouvement plus considérable dans un membre et une perte de la sensibilité plus prononcée dans l'autre membre. Comme complication de ces accidents, survint aussi de la constipation avec des besoins d'uriner très-fréquents, accompagnés de dysurie. L'urine avait une odeur ammoniacale et laissait déposer au fond du vase des mucosités très-abondantes.

Je fis le cathétérisme avec une sonde courbe en gomme élastique. Je constatai une résistance douloureuse aux deux sphincters, avec sensibilité de la muqueuse uréthrale dans tout le parcours du col de la vessie. Je retirai plus d'un litre d'urine. A la suite de l'opération le malade resta huit heures sans uriner. Puis les besoins se reproduisirent avec la même fréquence et la même difficulté d'exécution que d'habitude. J'appris au malade à se sonder. Il appréciait très-bien la difficulté que le cathétérisme présentait au niveau du col de la vessie et accusait une douleur dans ce temps de l'opération. Il se sonda deux fois par jour et fit dans la vessie des injections d'eau tiède. Sous l'influence de ce traitement les urines perdirent leur odeur et devinrent limpides. Le liquide qui, dans le principe, coulait en bavant et avec peu de rapidité sortit avec un peu plus d'énergie et par un jet plus rapide. Actuellement le jour, le malade reste huit heures sans éprouver le besoin d'uriner après le cathétérisme ; la nuit, il ne reste que deux heures ; il est réveillé par un besoin impérieux, et si par hasard la sensation ne le réveille pas, il perd involontairement de l'urine dans son lit. Il a été soumis à l'iodure de potassium commencé à 1 gramme et poussé progressivement jusqu'à 6 grammes. L'estomac l'a bien supporté, mais le malade a eu de vastes clous sur la région des fesses et celle du sacrum. Arrivé à

6 grammes, on a suspendu pendant quinze jours pour reprendre à 3 grammes. En même temps, tisane de salsepareille, avec sirop de salsepareille. Vésicatoires sur la région des lombes. Plus tard, bains et douches d'eau de Baréges. Sous l'influence de ce traitement, la motilité reparaît très-rapidement, bientôt le malade peut se tenir sur ses jambes, et progressivement il arrive à pouvoir marcher avec l'aide d'une canne. La marche n'est pas encore bien assurée, mais les jambes sont solides. La sensibilité se rétablit moins vite. Le rectum a repris ses fonctions, la constipation a cessé, mais les fonctions de la vessie sont toujours gênées; néanmoins quand les besoins deviennent fréquents, les intervalles qui les séparent sont un peu plus longs qu'autrefois. Le jet est un peu mieux lancé.

La chloro-anémie amène souvent des névralgies du col avec contracture des sphincters. Ces névralgies se compliquent quelquefois dans ce cas d'éjaculations rapides et de priapisme.

Nous avons parlé de diathèse comme cause générale de cette affection. Le Dr Caudmont regardait l'affection rhumatismale comme prenant la plus grande part dans l'étiologie de cette maladie, soit que le rhumatisme arrive d'emblée sur le col de la vessie et s'y fixe pendant quelque temps, comme sur tout autre muscle d'un individu rhumatisant, soit que le rhumatisme est appelé sur cet organe par une inflammation de voisinage, comme une uréthrite chronique, une prostatite chronique, ou par une lésion organique éloignée ; par exemple un rétrécissement.

Leroy d'Etiolles avait déjà reconnu cette cause importante, mais il n'osait l'affirmer complétement comme étiologie ; après avoir dit quelques mots sur l'influence rhumatismale, il ajoute : « tout cela paraîtra peut-être extraordinaire, romanesque même au premier abord, cependant cela n'est pas une création de mon imagination ; que les praticiens une fois avertis observent, et je crois qu'ils seront conduits à admettre une contracture musculaire de la région membraneuse, tantôt rhumatismale, tantôt symptomatique d'une prostatite, produisant un trouble dans l'émission des urines, et une difficulté passagère pour le cathétérisme, sans rétrécissement organique. » Plus loin, il écrit : « Si le rhumatisme peut venir primitivement se fixer sur le col de la vessie et la région membraneuse à plus forte raison doit-il avoir de la propension à le faire lorsqu'il y est appelé par un rétrécissement organique ; c'est lui qui fréquemment détermine au périnée, aux aines, au pubis, les pénibles sensations dont le seul rétrécissement organique ne donnerait pas une explication suffisante. »

Cette cause rhumatismale n'a pas été admise par tous les auteurs actuels. Quelques-uns même n'en parlent pas. Cependant des médecins s'en sont occupés ; parmi eux M. le Dr Guilland, dans une brochure intitulée : « Des manifestations du rhumatisme sur l'urèthre et sur la vessie » a parfaitement démontré l'influence du rhumatisme sur les voies urinaires.

Ces manifestations rhumatismales peuvent d'abord être passagères, produire le spasme et par suite de leur répétition amener la contracture. Je n'admets pas avec M. Guilland qu'il y a plutôt susceptibilité qu'inflammation de l'organe et que la dénomination de *col irritable* doive être donnée. Il y a, sous l'influence rhumatismale, une véritable affection qui se développe, affection qui atteint les deux sphincters, d'abord passagèrement, puis d'une manière permanente et donne lieu à la contracture.

Les observations abondent pour démontrer l'influence du rhumatisme sur la production de la contracture ; je vous citerai entre autres celle concernant un confrère de province qui, depuis quatre mois, avait les symptômes curieux suivants : il se mettait à table, bien portant, ayant de l'appétit, en un mot, bien disposé pour manger ; s'il prenait autre chose que le potage, immédiatement de très-fortes douleurs se faisaient sentir dans le bas-ventre et il était obligé de se coucher : envies d'uriner et difficulté considérable pour la miction. Ce confrère a la goutte par hérédité : il était sujet, dans le temps, à des épistaxis qui se sont arrêtés, et depuis ce moment les douleurs de ventre sont arrivées. Caudmont, qui soignait le malade, diagnostiqua une contracture du col de nature rhumatismale, se basant sur ceci : c'est que, quand il y a la goutte, il se forme des congestions sur différents organes, et ici il y avait congestion pendant les repas sur le col de la vessie, ce qui occasionnait les douleurs ; cette congestion sa portait auparavant sur la muqueuse nasale et donnait lieu aux épistaxis que je vous ai signalés. — Le malade guérit avec un traitement antirhumatismal.

Il est rare que le rhumatisme se porte d'emblée sur le col, sans qu'il existe déjà une cause prédisposante. Aussi trouverez-vous presque toujours la contracture accompagnant, soit un rétrécissement, soit une prostatite, soit une cystite (ces deux dernières pouvant être aussi de nature rhumatismale), soit un engorgement de la prostate, soit enfin compliquant un état de gravelle.

J'ai eu à ma clinique, il y a 4 ou 5 mois, un malade qui se plaignait de douleurs dans le fondement, d'envies irrésistibles d'uriner; l'urine était quelquefois teintée de sang. Cet homme, âgé de 48 ans, petit cultivateur des environs de Paris, souffrait depuis huit à dix ans : il croyait avoir la pierre, — il est très-rhumatisant. Je fis l'exploration vésicale devant vous ; quelques assistants ont pu se rendre compte par eux-mêmes, non-seulement qu'il n'y avait pas de pierre, mais aussi que le canal était libre : douleur très-vive au passage de la sonde dans la partie musculaire : je diagnostiquai une prostatite rhumastimale avec contracture du col de même nature. Nous en eûmes raison par l'iodure de potassium et les douches, eaux sulfureuses. J'ajouterai, comme corollaire à ce diagnostic, que le malade avait commencé à souffrir du col vésical en même temps que le rhumatisme quittait les autres parties du corps et qu'actuellement, par suite du traitement, il a abandonné le col pour se faire sentir de nouveau dans le bras droit.

Nier l'influence du rhumatisme sur le col de la vessie me paraît impossible : il suffit d'interroger convenablement le malade pour bien la découvrir ; toutes les fois qu'une personne rend des urines déposant du sable rouge, qu'elle a ou a eu des rhumatismes (que ces rhumatismes soient dus ou à l'hérédité ou à une cause spéciale), et qu'elle se plaint de difficulté pour uriner, de douleurs en urinant, il faut de suite porter votre attention sur cette origine, et très-souvent un traitement dirigé dans le sens diathésique vous montre que vous avez touché juste.

Messieurs, j'attire spécialement votre attention sur cette cause de contracture. Vous la rencontrerez fréquemment, et en lui attribuant la large part qu'elle mérite dans cette affection vous vous éviterez bien des déboires, vous soulagerez promptement vos malades et vous ne les traiterez pas pendant un temps indéterminé pour des affections qu'ils n'ont pas, comme cela se voit malheureusement tous les jours. Ceux d'entre vous qui suivent ma clinique en ont des exemples journaliers. Ce n'est plus, comme le pensait Leroy d'Etiolles, un effet d'imagination que cette maladie ; depuis Caudmont, la prostatite rhumatismale, la cystite rhumatismale, la contracture rhumatismale des

sphincters sont des affections bien définies, bien li-
mitées, et j'ai vu nombre de malades sortir guéris de
ses mains et des miennes, après un traitement
spécial qui confirmait le diagnostic. Peut-être,
comme tous ceux qui ont fait une découverte, mon
cher maître poussait-il l'amour de la sienne un
peu loin, et peut-être aussi pouvait-on l'accuser de
voir le rhumatisme partout; mais il y avait un fonds
de vérité incontestable qui m'a été démontré cent
fois et je voudrais avoir la parole plus persuasive
pour vous faire partager mon opinion à ce sujet.

Les affections de la prostate jouent aussi un
rôle dans la production de cette contracture. D'a-
près Caudmont, la contracture rhumatismale du
col de la vessie reconnaîtrait presque toujours pour
cause une première altération de la prostate. Cette
glande serait frappée dans son enveloppe aponé-
vrotique au même titre que les articulations dans
leurs capsules articulaires, en vertu de la prédilec-
tion du rhumatisme pour les tissus blancs ; une
fois cet organe atteint, le mal se propagerait de
proche en proche, et l'on verrait se produire les
troubles divers qui dénotent l'état morbide dont nous
nous occupons.

M. Guilland, qui reproduit cette théorie de Caudmont, ajoute qu'elle ne peut expliquer la grande
fréquence de la contracture du col chez la femme.
Voici l'explication qui nous paraît rendre compte
autant que possible, dans l'état actuel de la science,
de l'étiologie de la contracture rhumatismale du col.

Un individu est rhumatisant ; son rhumatisme voyage, il se déplace et atteint tantôt un muscle, tantôt une articulation ; le col de la vessie ayant des muscles, comme nous l'avons vu, rien n'empêche d'un autre côté que le rhumatisme vienne se fixer sur lui ; comme l'a parfaitement démontré M. le professeur Verneuil, le rhumatisme envahit souvent les parties musculaires qui viennent d'être contusionnées ou irritées ; il me suffira, pour ne pas sortir de la spécialité dont nous nous occupons, de citer à l'appui de cette manière de voir la crise rhumatismale qui se produit quelquefois sur le col de la vessie chez un rhumatisant au milieu d'un traitement par la lithotritie, par suite du passage des instruments. Donc, chez ce malade, tout ce qui sera sujet d'irritation pour le col peut attirer sur lui l'affection rhumatismale, les urines chargées en urates ou purulentes, les rétrécissements, les inflammations de voisinage.

Chez la femme, la contracture est plutôt d'origine nerveuse que d'origine rhumatismale ; je l'ai surtout rencontrée chez les femmes d'un tempérament très-nerveux, chloro-anémiques, faibles de constitution. Vous rencontrerez souvent des femmes qui urinent fréquemment, chez lesquelles cet état est passé en habitude et qui vous le disent sans y attacher d'importance : méfiez-vous ; percutez la vessie, vous trouverez de la matité au-dessus du pubis et la sonde introduite amènera une grande quantité d'urine. Ces malades n'ont pas une émission complète des urines, et la difficulté d'introduction de l'instrument, la douleur ressentie par la malade vous dévoilent la contracture.

Parmi les causes générales, nous pouvons même signaler celles dues au régime alimentaire du malade, à sa vie sociale, à sa profession, à certaines maladies qui altèrent la composition du sang. Les excès de coït, de boissons spiritueuses, l'habitation dans les lieux froids et humides, les professions qui obligent à rester longtemps assis, le froid sont des causes de contracture, — ajoutons aussi la masturbation.

Tout ce qui peut contribuer comme alimentation ou fonction à la production exagérée d'acide urique doit être regardé comme cause de contracture du col; la bière, le vin blanc, les viandes faisandées, l'abus du cresson, des haricots verts, de l'oseille, des tomates, en résumé de tous les légumes qui contiennent beaucoup d'acide oxalique.

Si nous étudions maintenant les causes locales nous pourrons citer parmi elles toutes les inflammations directes ou de voisinage, de même toutes les irritations directes ou de voisinage amenées soit par des corps étrangers, soit par des productions morbides ou des états pathologiques.

Arrêtons-nous un instant sur ces causes dont l'évidence saute aux yeux. Le col de la vessie se trouve situé, pour ainsi dire, au milieu des voies urinaires; d'un autre côté, il est entouré par la prostate ; enfin, il est formé d'éléments anatomiques pouvant être atteints directement.

La contracture du col peut-être due, en ce qui regarde l'extrémité vésicale, soit à une inflammation de la vessie, soit à une affection organique de ce réservoir, soit à un corps étranger. Dans la cystite aiguë ou chronique, outre la propagation de l'inflammation qui amène d'abord des spasmes répétés, puis la contracture, il faut attribuer un rôle important aux urines purulentes et ammoniacales. Il est rare qu'un malade atteint d'une tumeur fongueuse vésicale n'ait pas en même temps de la contracture du col.

Dans l'affection calculeuse, vous pouvez rencontrer et cela malheureusement trop souvent de la contracture des sphincters, ce qui est un obstacle considérable à la lithotritie. Il y a des cas même où il faut tenir compte de cet état pathologique quand, tous les autres symptômes ayant été examinés, on doit faire un choix entre la taille et la lithotritie. Un calculeux, atteint de contracture, peut encore vider sa vessie, tant qu'il n'est pas débarrassé du corps étranger, car celui-ci jouant le rôle d'excitant, force les parois vésicales à se contracter fortement et par cela même à vaincre l'obstacle que les sphincters contracturés opposent à la miction ; mais si vous venez à détruire ce calcul par la lithotritie, il peut très-bien arriver que, le corps excitant enlevé, la contracture reste. Alors, nous n'avons plus rien qui sollicite la vessie à se contracter énergiquement et il y a rétention d'urine : le malade souffre, les envies d'uriner restent fréquentes ; on croit à l'existence de quelques fragments restés dans la vessie, on fait souvent des explorations, on ne trouve rien, le patient débarrassé de la pierre est dans les mêmes angoisses qu'avant l'opération, et cela souvent pendant longtemps après que la vessie ne contient plus de corps étranger. C'est donc à votre expérience, à votre sagacité, qu'il faut avoir recours dans ces cas. Tout nous engage dans ce cas à faire choix de la lithotritie, et cependant vous devez prendre la taille comme moyen de traitement, car l'incision débarrasse non-seulement le malade de sa pierre, mais aussi de sa contracture.

Les personnes qui ont l'habitude de retenir leurs urines sont obligées de contracter souvent le sphincter externe plus énergiquement, et par conséquent, par synergie, le sphincter interne, ce qui donne lieu à la contracture. Dans ces cas, chez l'homme, quand on veut introduire une sonde, on sent une résistance considérable à l'entrée de la portion musculeuse, et il faut employer un effort assez grand pour faire pénétrer l'instrument : il en est de même chez la femme. La surdistension vésicale répétée amène une plus grande énergie de contracture du côté des sphincters.

Du côté de l'extrémité uréthrale, nous pouvons regarder les rétrécissements et les inflammations de l'urèthre comme occasionnant souvent la contracture du col. Pomié cite en première ligne des causes locales la blennorrhagie, surtout lorsque cette phlegmasie atteint la région prostatique et qu'elle s'y retranche d'une façon pour ainsi dire inexpugnable. En effet, les uréthrites de longue durée donnent lieu non-seulement à des rétrécissements, mais aussi à de la contracture ; on rencontre souvent cette dernière dans les uréthrites d'arrière en avant, qui sont la plupart d'origine rhumatismale.

Les rétrécissements donnent lieu à la contracture parce qu'ils font obstacle à la miction et parce qu'ils entretiennent une inflammation de la muqueuse : il est rare qu'un rétrécissement datant de loin n'amène pas comme complication une contracture des sphincters. Cette dernière est généralement la véritable cause de la rétention d'urine. Dans les cas de coarctations uréthrales on a admis l'inflammation du rétrécissement, son spasme, la congestion de la partie enflammée ; mais, je vous le répète, dans la plupart des cas que vous rencontrerez les difficultés considérables pour uriner viennent de la contracture et non du rétrécissement. Ceci est tellement vrai qu'il vous arrivera souvent de voir votre malade uriner diffilement malgré la dilatation complète de son ou de ses rétrécissements. Je soigne dans ce moment avec le Dr Larcher fils un malade très-rhumatisant, atteint de deux rétrécissements : cette affection uréthrale a amené et par elle-même et en appelant le rhumatisme une contracture du col qui donne au malade des envies fréquentes d'uriner, avec douleurs très-vives ; nous avons pu dilater les rétrécissements, et cependant ces douleurs et ces envies fréquentes persistent; de même, les difficultés de la miction. On ne peut nier que dans ce cas il faut accuser la contracture. Un autre malade me présente encore des caractères plus tranchés : son canal est rétréci par des coartations qui admettent le n° 8; depuis un an, il traîne, hésitant à se faire opérer, et je ne le vois que quand la miction est pour ainsi dire complétement gênée : il présente tous les symptômes fonctionnels de la contracture. Eh bien, Messieurs, quand je le sonde, tant que je ne fais que traverser les rétrécissements, l'urine ne sort pas, et je n'obtiens un écoulement que lorsque la bougie est entrée dans la vessie ; je la retire et l'urine coule assez facilement. M. Mercier a cité un exemple très-instructif d'un malade urinant très-bien pendant sa vie et dans le canal duquel, à l'autopsie, il y avait un rétrécissement tellement étroit qu'à l'œil nu il était difficile d'y introduire une soie de sanglier.

On peut donc affirmer que s'il se présente des cas où le rétrécissement gêne plus ou moins le cours des urines, il y en a d'autres bien plus nombreux où il faut attribuer la cause unique et directe de cette gêne à la contracture du col.

L'étroitesse du méat, le phimosis, l'épispadias et l'hypospadias peuvent aussi amener la contracture en agissant par irritation sympathique. Dans ses leçons, M. le professeur Gosselin a cité le cas d'un jeune homme de 18 ans atteint de spermatenhée produite par un phimosis qui retenant la matière sébacée entre le gland et le prépuce avait amené une balano-posthite : il a suffit d'injections de propreté pour supprimer les pollutions nocturnes. — Un docteur américain, M. Hurd, a rapporté dans « The Boston medical » une observation très-intéressante d'un enfant de 7 ans atteint de symptômes simulant l'ataxie, de dysurie, et qui avait un phimosis comprimant le gland ; l'opération fit cesser tous ces symptômes.

Les organes qui entourent ou constituent le col jouent aussi un grand rôle dans l'étiologie de la contracture : nous venons de voir l'opinion de Gaudmont au sujet de la prostate dans les cas de rhumatisme : sa transformation pathologique est aussi cause de la contracture et nous pouvons répéter ce que nous avons dit au sujet des rétrécissements : l'engorgement sénile est une gêne pour la miction, mais, dans beaucoup de cas, il faut aussi tenir compte de la contrature du col qui le complique. La cystite du col doit être mise au premier rang, comme cause : la prostatite aiguë, la prostatite chronique, les tubercules et les abcès de la prostate, et enfin la contracture idiopathique des sphincters donnent lieu à la maladie dont nous nous occupons.

Vous voyez, Messieurs, que nombreuses sont les causes, soit locales, soit générales ; aussi, comme je vous l'avais déjà fait pressentir, il n'est pas étonnant que la contracture du col se rencontre si souvent, c'est pour ainsi dire la complication obligée d'une maladie quelconque des voies urinaires qui a une longue durée.

SYMPTOMATOLOGIE.

Si des causes générales ou locales nous passons à l'étude des symptômes fonctionnels, nous voyons qu'ils peuvent être classés dans les deux catégories suivantes : 1° troubles dans la miction ; 2° sensations éprouvées par le malade. Il nous sera très-facile de nous rendre compte des symptômes fonctionnels en étudiant le mécanisme de la miction dans le cas de contracture. Envisageons d'abord les troubles dans la miction ; les envies d'uriner doivent être plus fréquentes pour deux raisons principales : la première, c'est que les muscles du méat interne étant dans un état de surexcitation permanente, la moindre quantité de liquide agit sur eux avec beaucoup plus d'intensité qu'à l'état normal et provoque les envies d'uriner ; la deuxième, c'est qu'à la longue la vessie ne se vide pas, et le malade ne rendant à chaque émission qu'une partie du liquide, le réservoir est vite de nouveau rempli. Ce n'est pas tout à fait la miction par regorgement, car dans ce dernier cas la vessie est toujours complétement pleine et distendue, tandis qu'ici elle se remplit plus vite parce qu'elle ne se vide qu'à moitié. A la longue, cependant, il peut y avoir miction par regorgement.

Ducamp, qui avait reconnu le fait, s'était maintes fois demandé pourquoi, dans le cas d'obstacle un peu considérable dans l'urèthre, la vessie ne se débarrassait que d'une quantité plus ou moins variable de son contenu. Où est la cause d'un pareil effet? car, en y mettant le temps, la vessie devrait se vider, ne fusse que par un mince filet d'urine.

Après des expériences personnelles il reconnut, ce qui est vrai, qu'il faut attribuer cet arrêt dans l'émission aux contractions de la vessie, qui sont peu durables, et qu'après un certain laps de temps elles cessent, bien que le stimulus qui les met en jeu se fasse sentir. « Conséquemment, ajoutait Ducamp, l'expulsion des urines n'est pas complète dans le cas de rétrécissement de l'urèthre, parce que le temps que nécessiterait leur sortie excède de beaucoup celui pendant lequel la vessie peut maintenir ses contractions, lesquelles sont encore abrégées par le malade, en raison des douleurs qu'il éprouve. »

A cette cause, qui est très-juste, il faut joindre, dans le cas qui nous occupe, l'irritation des muscles du col produite par l'urine, irritation qui amène la constriction de ces muscles un instant relâchés pour le passage du liquide, et produit ces intermittences dans la miction qui se rencontrent souvent dans la contracture du col.

Les envies fréquentes d'uriner dans cette affection s'expliquent donc parfaitement par les deux causes que nous venons d'indiquer, de même que les intermittences dans le jet.

Au début de la contracture, ces envies ne sont pas très-considérables. C'est surtout sous l'influence du froid, de l'humidité, d'un temps brumeux, que ces envies sont augmentées; combien de malades qui urinent vingt fois par jour quand l'atmosphère est saturée d'humidité, et qui, au contraire, ont une miction normale par un beau temps. Les envies d'uriner sont quelquefois plus fréquentes la nuit que le jour; dans ce cas la contracture est presque toujours de nature rhumatismale : pour Caudmont, c'était un signe pathognomonique. A cette fréquence dans la miction se joint le besoin impérieux d'y satisfaire immédiatement. Le malade n'a pas le temps d'attendre un moment ni un lieu favorables; ces phénomènes sont dus à la contractilité exagérée des parois vésicales.

La vessie ayant à lutter contre la résistance du col à s'ouvrir est obligée d'augmenter sa puissance de contraction, d'où irritabilité et hypertrophie de la fibre musculaire. Plus tard, quand la vessie s'est fatiguée dans cette lutte, sa puissance de contraction s'use comme un ressort trop tendu et elle diminue d'autant plus vite que la contractilité du col augmente par la persistance de la maladie; alors le réservoir se laisse distendre par l'urine et devient atone; les malades ne vident plus leur vessie que difficilement et ils urinent par rengorgement. Ce phénomène peut se présenter d'emblée chez les personnes un peu âgées et indemnes d'engorgement sénile de la prostate. J'ai soigné plusieurs malades qui inondaient leur lit la nuit au point d'être obligés d'avoir un urinal ; de simples sondages quotidiens et un traitement approprié les ont guéris de cette infirmité.

Très-souvent les personnes atteintes de contracture du col ont des demi-érections, tantôt la nuit, tantôt le jour, soit dans l'intervalle des mictions, soit au moment d'uriner; celles qui ont lieu pendant la nuit deviennent souvent fréquentes, et fatiguent le malade.

Enfin, un symptôme important existe dans la forme, la grosseur et la force du jet de l'urine. Les modifications dans le jet sont différentes de celles dues aux rétrécissements par leur irrégularité. Tantôt le jet est volumineux, rapide, projeté à de grandes distances; tantôt, au contraire, il est petit, peu volumineux, intermittent, et le malade pisse sur ses bottes, selon l'expression consacrée. Dans ce cas, les dernières gouttes sont expulsées difficilement malgré les efforts du malade. Généralement, le jet n'arrive qu'au bout d'un certain temps après le désir de la miction; le malade, en position d'uriner, est obligé de pousser pour arriver à faire sortir les premières gouttes, surtout quand l'atonie de la vessie commence à se prononcer. Outre cela, la miction est souvent très-longue, au point que des malades redoutent d'uriner dans les lieux publics; il faut de nombreux « coups de piston pour aider la vessie ou du moins pour ôter l'envie d'uriner. »

Il est évident que beaucoup de ces troubles de la miction que nous venons d'indiquer peuvent se rencontrer dans d'autres affections des voies urinaires; mais dans les maladies qui attaquent ces organes, il n'y a jamais de signe pathognomonique: c'est par leur groupement, leur interprétation liée à l'exploration locale, qu'il faut étudier la question.

En résumé, parmi les symptômes fournis par les troubles de la miction, nous remarquerons :

1° Envies fréquentes d'uriner.

2° Quelquefois, et surtout chez les vieillards, rétention d'urine.

3° Début lent chez les personnes dont la vessie devient atone, miction lente.

4° Chez ces personnes, la vessie ne se vide pas.

5° Souvent besoin d'uriner au contraire irrésistible, chez les adultes surtout.

6° Intermittence du jet.

7° Déformation du jet non constante.

8° Efforts avant d'uriner.

Il faut, comme l'on voit, tenir compte de l'âge de l'individu, de son tempérament, de l'ancienneté de l'affection, des affections organiques qui en sont la cause ou la compliquent.

Cette contracture coïncide souvent, comme nous l'avons vu, chez les vieillards avec un engorgement sénile de la prostate, et rend alors le cathétérisme très-difficile. C'est elle qui produit ces rétentions qui amènent si souvent l'anémie. D'abord de simples spasmes engendrent cette ischurie, puis la contracture devient permanente et il y a rétention. Le malade qui, auparavant, par suite de l'engorgement sénile ne pouvait plus uriner qu'en se sondant, ne peut même plus passer une sonde; bien heureux quand il ne se fait pas une fausse route.

Nous avons déjà dit que chez les enfants, cette contracture, généralement d'origine nerveuse, amène aussi des rétentions d'urine. Beaucoup de ces enfants urinent par regorgement et on croit à une incontinence d'urine. On ne peut expliquer cette rétention que par la contracture du col, contracture dont il serait peut-être difficile d'établir l'étiologie dans tous les cas, mais qui dépend surtout d'un état névropathique.

Le deuxième symptôme fonctionnel repose, avons-nous établi, sur les douleurs en urinant; nous parlerons, à propos du diagnostic, des douleurs provoquées par le passage des instruments.

Il est facile de comprendre que l'urine pour s'ouvrir un passage distend des muscles irrités et qu'elle occasionne ainsi une vive douleur; donc, douleur au commencement de la miction; cette douleur est constante dans cette affection et presque pathognomonique. L'urine passant sur des muscles surexcités et contracturés produit aussi une douleur; donc, douleur pendant la miction. Cependant, elle est moins forte que la première et n'est pas constante. Enfin, quand la vessie est vidée, sa paroi postérieure vient s'appliquer sur le col contracturé et provoque une troisième douleur; mais il faut généralement pour qu'elle se produise que la vessie se vide; aussi cette douleur n'est-elle pas constante, car nous avons vu que le réservoir urinaire n'arrive pas

4

toujours à l'état de vacuité dans cette affection.

Cette raison fera comprendre pourquoi nous ne pouvons pas admettre, avec M. le professeur Tillaux, que la douleur après la miction est un symptôme constant et en quelque sorte pathognomonique, et pourquoi nous sommes obligé de nous inscrire en contradiction formelle avec l'opinion de cet éminent chirurgien. — Cependant, ajoutons que cette douleur existe souvent et qu'elle se fait surtout sentir au gland à la face inférieure de la fosse naviculaire.

En résumé, les douleurs produites par la miction existent :

1° Toujours au commencement de la miction.

2° Quelquefois au milieu et à la fin.

Ces douleurs sont peu vives au début de la maladie : elles sont quelquefois nulles chez les enfants ; elles sont très-prononcées au contraire dans la contracture de nature rhumatismale, surtout dans les changements de temps, et chez les malades ayant une inflammation chronique du col. Le principal caractère de ces douleurs est qu'elles sont intermittentes, et plus ou moins localisées. Très-souvent la douleur se fait sentir à la fosse naviculaire ; quelquefois au-dessus du pubis, dans les aines, s'irradiant jusque dans les cuisses, à l'anus où elles déterminent un sentiment de constriction. Ces douleurs s'accompagnent le plus souvent de frisson général.

Les fatigues, les excès dans les plaisirs de la table et de l'amour, augmentent les souffrances et les troubles dans l'excrétion urinaire : il survient au col de la vessie une exaspération de la douleur avec un surcroît de contractilité qui empêche l'urine de couler et amène la rétention. Le coït peut rendre l'émission plus facile momentanément, mais augmente plus tard l'ischurie. Le froid, qui est généralement mauvais dans cette affection, fait quelquefois cesser la contracture ; des malades ne peuvent uriner que les pieds sur une dalle, ou les organes sexuels plongés dans de l'eau froide. M. Basset a signalé dans sa thèse inaugurale le cas contraire ; il s'agissait d'un marchand de la Halle, âgé de 75 ans, qui urinait plus fréquemment quand il mettait ses mains dans l'eau froide, les envies étaient plus impérieuses, l'introduction de la sonde était aussi plus difficile et plus douloureuse.

Nous ajouterons comme symptôme la sortie pendant la miction de quelques gouttes de sang, provenant de la muqueuse ; mais ce n'est pas un fait constant.

COMPLICATIONS.

Au bout d'un certain temps de la maladie il se produit quelques complications qui atteignent différents organes, et que nous passerons rapidement en revue.

Parmi les principales nous signalerons :

1° Du côté du méat interne ou col de la vessie des anatomistes, la formation de la valvule musculaire antérieure ou postérieure ; quelquefois les deux à la fois.

2° Du côté de la vessie, inflammation de ce réservoir, catarrhe, puis néphrite consécutive, urémie, etc.

3° Du côté de l'urine, transformation de l'urée en carbonate d'ammoniaque et urines purulentes.

4° Du côté des organes génitaux, érections fréquentes, priapisme opiniâtre, amenant l'induration du gland et des corps caverneux.

5° Du côté des organes contigus, contracture du sphincter anal, des muscles du périnée, ce que Velpeau appelait névralgie ano-vésicale, et Roux névralgie ano-génito-urinaire.

Occupons-nous d'abord de la valvule musculaire ; cette valvule a été parfaitement étudiée par M. Mercier. Ce savant spécialiste n'a eu que le tort de croire à sa grande fréquence.

Voici comment on peut expliquer la formation de cette valvule : les fibres transversales du trigone ont des connexions intimes, sur les parties latérales, avec les aponévroses latérales de la prostate ; elles s'y attachent d'une manière fixe. Dans le cas de contracture, comme le trigone participe à l'affection, ses fibres transversales s'hypertrophient, et par suite de la permanente rétraction que la contracture occasionne, les fibres transversales se détachent de leurs insertions aux aponévroses latérales de la prostate et prostato-péritonéale ; de ce véritable arrachement il résulte que le trigone se soulève, se trouve porté en avant et contribue à former la valvule. Ce qui prouve que les choses se passent ainsi, c'est que, si on mesure le trigone, on voit que de 3 centimètres qu'il possède à l'état normal, il est réduit dans les cas de valvule à 20 et même 15 millimètres.

La lèvre antérieure de l'orifice vésical n'est pas trop déformée, parce que les fibres longitudinales qui entrent dans sa structure luttent avec succès contre les fibres transversales; cependant la déformation existe réellement, mais comme la rétraction porte davantage sur la lèvre postérieure, la déformation y est plus évidente, et c'est d'elle qu'on s'occupe.

Une fois la valvule formée, comme elle vient mettre obstacle à l'émission de l'urine, les contractions des fibres musculaires du corps de la vessie doivent être plus énergiques pour pouvoir vaincre l'obstacle et chasser l'urine; de ces effets réitérés, il résulte que les fibres longitudinales continuant à s'hypertrophier deviennent plus puissantes que les transversales et attirent en haut la lèvre antérieure; en sorte que l'orifice vésical se trouve alors déplacé et maintenu beaucoup plus haut qu'à l'état normal. Chez les individus atteints d'un engorgement de la prostate avec valvule postérieure, on peut observer une deuxième valvule fournie par la lèvre antérieure; mais, dans ce cas, les granulations prostatiques ont augmenté de volume, elles attirent en haut la paroi supérieure de la portion correspondant du canal de l'urèthre, et alors la lèvre antérieure fait saillie. Comme pour la valvule postérieure, il y a aussi en avant de cette valvule antérieure un cul-de-sac, mais moins considérable et dans lequel le bec de la sonde vient se loger pendant le cathétérisme.

M. Mercier a sur la formation de la valvulve musculaire les mêmes idées que le Dr Caudmont, seulement pour ce chirurgien beaucoup de rétentions d'urine sont dues à cette valvule, tandis que pour Caudmont ces rétentions reconnaissent pour cause la contracture des deux sphincters du col. .

Les autres complications sont faciles à comprendre : elles découlent de l'obstacle qu'éprouve la miction. Signalons en terminant la difficulté du cathétérisme qui se présente quelquefois dans les cas de contracture du col : on trouve à l'entrée du sphincter externe une résistance normale accrue par la grande énergie de contraction des sphincters. Cette résistance est plus souvent vaincue par un traitement médical que par l'essai de passer un instrument. Si vous employez le traitement chirurgical, il réussira mieux tantôt avec une sonde de gros calibre, tantôt, au contraire, avec une bougie très-fine ; mais il ne faut jamais forcer, car vous feriez une fausse route avec la plus grande facilité.

TROISIÈME LEÇON

Du diagnostic.

SOMMAIRE : Du diagnostic. — Différence entre le spasme et la contracture. — Le diagnostic appuyé sur les symptômes fonctionnels est insuffisant. — Nécessité de l'introduction d'un instrument. — Bougies exploratrices. — Bougies en cire. — Sensations que l'on doit avoir et sensations du malade, par le raisonnement. — Sensations et douleurs réelles. — Diagnostic de la contracture idiopathique avec : 1º le rétrécissement bulbaire organique ; 2º le rétrécissement bulbaire traumatique ; 3º le rétrécissement de l'anneau fibreux du bulbe. — Diagnostic de la contracture symptomatique de : 1º la prostatique chronique ; 2º d'un rétrécissement ; 3º d'un calcul. — Nécessité pour faire ce diagnostic par l'instrument d'avoir le tact des doigts bien développés.

Depuis que nous nous occupons de la contracture, j'ai eu soin d'établir une distinction très-importante entre la contracture et le spasme, distinction qui, comme je l'ai dit dans la leçon précédente, n'est malheureusement pas faite par tous les auteurs, et est cependant très-nécessaire. Je ne reviendrai pas sur les caractères pathognomoniques qui différencient ces deux affections ; comme anatomie pathologique, quoique ces deux états n'en aient pas, à proprement parler, il y a cependant une différence à noter : la contracture peut amener la transformation fibreuse des muscles atteints, ce qui n'arrive pas avec le spasme. En effet, l'histologie nous montre que, sous l'influence de cet état morbide appelé contracture, les muscles finissent par subir une transformation d'une nature fibreuse, plus ou moins

avancée : on la rencontre quelquefois à l'autopsie,
dans la contracture du col vésical ; mais ce n'est pas
la règle ; car, soit que la contracture n'ait pas une
acuité assez considérable, soit que sa durée soit in-
suffisante, le microscope ne nous dévoile que quelques variations de texture, ce qui d'ailleurs n'existe
jamais dans la contraction exagérée ou le spasme.

Les symptômes fonctionnels ne fournissent pas à
eux seuls un faisceau sur lequel on puisse s'appuyer
pour diagnostiquer la contracture : ici, comme dans
beaucoup d'affections des voies urinaires, ces indices
sont insuffisants ; aussi ne faut-il pas y attacher une
importance considérable. Je vous rappelle, en outre,
que la contracture se rencontre rarement comme maladie idiopathique ; elle est le plus souvent symptomatique d'une affection, soit générale, soit locale ; comme
tout état morbide siégeant chroniquement dans la
vessie ou dans l'urèthre finit par amener la contraction exagérée et permanente des sphincters du col,
on est à peu près sûr, dans ces cas, de rencontrer
cette maladie comme complication.

Je vous ai indiqué précédemment que, parmi les
symptômes fonctionnels, la douleur au commencement de la miction pouvait presque passer pour un
signe pathognomonique ; que, pour Caudmont, les
envies plus fréquentes d'uriner la nuit que le jour
rendaient probable la contracture de nature rhumatismale ; mais le véritable diagnostic résidera dans
les sensations fournies par l'introduction d'instruments spéciaux. L'exploration locale rend ici les

plus grands services; aussi allons-nous nous en occuper d'une manière complète.

Quels instruments particuliers faut-il employer pour faire cette exploration? Au premier abord, tous les instruments ayant la forme de sondes sont bons; mais on ne tarde pas à reconnaître que, si une main exercée peut se servir d'une sonde ou bougie quelconque, les sensations sont cependant plus ou moins nettes suivant les formes de l'algalie.

De même que pour le diagnostic chirurgical des rétrécissements, la bougie exploratrice à boule, en gomme élastique, est le meilleur instrument pour reconnaître la contracture. Sans revenir sur la forme de cet instrument, dont nous nous sommes occupé longuement quand il s'est agi de l'étude des rétrécissements uréthraux, je vous engage à vous servir de bougies en gomme ayant la tête en forme de cône, le plus grand diamètre ayant le n° 16 de la filière Charrière, et la tige, très-souple, de 1 millimètre de diamètre. Cette arête brusque de la tête à l'endroit de la jonction avec la tige vous permettra d'avoir des sensations beaucoup plus accentuées.

Avant d'introduire l'instrument dans le canal, et d'étudier les sensations qu'il transmet aux doigts et ce qu'il fait éprouver au malade, examinons ce qui doit exister dans le cas de contracture, en se basant sur le simple raisonnement, comme nous l'avons fait pour les symptômes fonctionnels.

Nous avons vu que, par suite de cet état morbide, les fibres musculaires sont plus sensibles, plus irritées, et ne se laissent distendre qu'avec un certain effort, et en occasionnant une douleur parfois très-vive, de sorte que par déduction de la connaissance des phénomènes de la maladie nous devons observer les signes suivants :

1º Arrêt de la boule à l'entrée de la portion musculeuse.

2º Difficulté plus grande pour y faire pénétrer la boule.

3º Douleur lorsque la boule traversera la portion musculeuse, c'est-à-dire tout le temps qu'elle sera en contact avec le muscle contracturé.

4º Cessation de la douleur, tant que la boule sera dans la portion prostatique, c'est-à-dire tant qu'elle ne sera plus en contact avec un muscle dont la sensibilité est exagérée.

5º Nouvel obstacle et nouvelle douleur au méat interne, lorsque la boule franchit le deuxième sphincter dont les fibres sont aussi contracturées.

Voilà, Messieurs, les douleurs que le malade doit éprouver, les sensations que la sonde doit nous transmettre dans les cas de contracture. Vérifions si les choses se passent ainsi quand nous introduisons une bougie dans la portion fixe du canal atteinte de contracture. Je vous rappellerai qu'en étudiant le cathétérisme dans le canal à l'état normal nous avons trouvé les phénomènes suivants : sensation de préhension de l'instrument quand on arrive dans la portion musculeuse, sensation qui existe tout le temps que la boule traverse cette portion ; sensation de liberté de la boule dans la portion prostatique ; sensation d'arrêt et d'obstacle vaincu quand la boule traverse le méat interne. Ceci remis en mémoire, supposons un malade atteint de contracture du col et que vous explorez avec la boule ; vous obtiendrez les sensations suivantes :

1° Temps d'arrêt brusque à l'entrée de la portion musculeuse. Il est très-difficile d'y faire pénétrer la boule de la bougie ; la raison en est bien simple. Nous avons vu que le muscle de Wilson en se con-tractant, soit spasmodiquement, soit d'une façon per-manente, attire et élève la lumière du canal en haut et en avant, c'est-à-dire augmente beaucoup le cul-de-sac du bulbe. La boule n'évite que très-difficilement ce cul-de-sac, et a une grande ten-dance à venir s'y loger. Par conséquent, on ne doit pas oublier que s'il y a un temps d'arrêt, cela peut être dû, soit à la résistance du sphincter à se laisser dilater, soit aussi à ce que la bougie est engagée dans le cul-de-sac. Dans le premier cas, la sensation de ré-sistance est plus nette, la bougie revient plus vite sur elle-même quand on la lâche. Pour éviter le cul-de-sac, il faut tirer fortement sur la verge et la rappro-cher de l'abdomen ; ou bien mettre un mandrin courbe dans la bougie. Le même inconvénient n'existe pas à un degré aussi élevé avec les bougies en cire, car on peut leur donner une courbure suffisante pour que le bec suive la paroi supérieure du canal et évite ainsi le cul-de-sac ; mais nous avons vu qu'avec cet in-strument les sensations sont moins nettes.

2° Lorsqu'après une certaine pression, on parvient à faire pénétrer la tête de l'instrument dans la portion musculeuse, il y a pour le chirurgien une sensation très-forte de préhension; la boule est comme saisie dans un étau; le malade éprouve une douleur intense quelquefois assez forte pour occasionner une syncope; elle est inévitable et caractéristique dans cette affection; elle dure ainsi que la sensation de préhension tout le temps que la tête de l'instrument met à parcourir la portion musculeuse. Le malade a des expressions typiques pour indiquer ce qu'il éprouve : une brûlure atroce, la sensation d'un fer rouge que l'on passe dans le canal, et ces expressions ne sont malheureusement pas exagérées quelquefois.

3° Aussitôt que la boule a quitté la portion musculeuse, les douleurs sont moins vives, excepté cependant dans le cas de prostatite chronique subaiguë, mais en réalité il y a diminution dans leur intensité; le chirurgien sent que la tête est plus libre.

4° Enfin, à l'entrée de la vessie, au sphincter interne, nouvelle sensation douloureuse pour le malade, mais moins accentuée, et pour le chirurgien nouvelle sensation de résistance vaincue.

Lorsqu'on retire la bougie exploratrice, on sent l'instrument moins serré et les douleurs sont moins vives.

Il peut se faire que les sensations fournies par la sonde soient obscures, au point de n'avoir qu'une

légère résistance à l'entrée de la portion musculeuse ; alors pour sentir ce spasme avec la sonde, il
suffit de faire des injections d'eau froide ; on réveille
ainsi les contractions énergiques du col et on détermine une envie impérieuse d'uriner : la sonde est
serrée par les sphincters, on a de la peine à la retirer et toutes les sensations indiquées plus haut
sont parfaitement reconnues.

Comparez ce tableau que nous venons de faire des
douleurs pour le malade, des sensations pour le
chirurgien, à celui établi par le raisonnement au
commencement de la leçon et vous verrez qu'ils
sont les mêmes. Il est facile de comprendre que ces
douleurs étant dues à l'écartement des fibres
contracturées par l'instrument, l'urine en parcou-
rant le canal d'arrière en avant les reproduira et
nous avons vu ces douleurs déterminer les symptômes fonctionnels.

Ces sensations généralement sont nettes, franches,
accentuées, et si l'affection que nous étudions était toujours idiopathique, si elle n'était pas située dans une
région siége habituel d'autres altérations, le diagnostic chirurgical serait infaillible. Mais, à l'entrée
de la portion musculeuse, avant d'arriver au sphincter vésical externe, nous avons, sur le seuil de cette
porte, la portion bulbeuse qui est si souvent atteinte
de rétrécissement ; je vous ai même indiqué, à propos de l'étiologie de la contracture, que le rétrécissement peut être la cause première de cet état
spécial du col ; d'un autre côté, nous trouvons aussi,

au même endroit, la réunion des feuillets fibreux
enveloppant le corps spongieux, ce qu'Amussat
père a appelé le collet fibreux du bulbe ; ce collet
peut être le siége de rétrécissement comme l'a démontré Caudmont. Enfin, cette portion de l'urèthre
est assez souvent le siége de lésions traumatiques :
voilà donc plusieurs obstacles situés dans le canal, dans une étendue d'un demi-centimètre, obstacles qu'il faut diagnostiquer, et cela seulement
avec le secours de l'instrument, la vue, ce précieux
auxiliaire, nous faisant défaut, car je vous ai déjà
montré le peu de bénéfice qu'il y avait à tirer des
endoscopes.

Nous devons donc établir le diagnostic entre :

1° Le rétrécissement organique bulbaire ;

2° Le rétrécissement de l'anneau fibreux du
bulbe.

3° Le rétrécissement traumatique.

Bien entendu que dans toute cette étude je sup-
poserai que la boule peut franchir le rétrécissement;
si ce dernier était trop prononcé il faudrait d'abord
le dilater.

Ce diagnostic que nous allons discuter ensemble
est difficile ; tout ici est basé sur des sensations et il est évident que ces sensations ne peuvent être bien appréciées que par une main habi-
tuée au cathétérisme et dont le tact est développé.
Règle générale, on doit toujours agir avec beaucoup
de douceur et de lenteur.

Comment pourrons-nous diagnostiquer la contracture d'un rétrécissement organique ? Ce diagnostic n'est peut-être pas très-utile quand les deux affections existent à la fois, l'une ayant engendré l'autre, le traitement étant le même généralement ; mais il devient nécessaire de le faire exactement quand l'une existe sans l'autre. Combien a-t-on traité de prétendus rétrécissements qui n'étaient que de la contracture du col? Mayor, qui prétendait asseoir la thérapeutique des voies urinaires sur un piédestal nouveau et solide, a basé sa théorie des sondes d'autant plus grosses que le rétrécissement était plus étroit sur un diagnostic faux ; il a confondu la contracture et le rétrécissement, et les quelques succès qui l'ont engagé à suivre sa mauvaise voie étaient dus à des cas de contracture du col, où souvent l'on réussit mieux à passer avec de grosses sondes qu'avec de petites.

Leroy d'Etioles s'était aperçu que plusieurs malades chez lesquels il avait constaté un rétrécissement, croyait-il, et conseillé un traitement *ad hoc*, ne revenaient plus après une ou deux séances ; les rencontrant plus tard, il apprenait de ces mêmes malades qu'ils n'étaient pas revenus parce qu'ils étaient guéris, l'urine coulant librement depuis l'introduction de la bougie. Il n'y avait pas eu ici contracture, car il faut malheureusement plus de deux passages d'algalie pour la guérir quand elle existe réellement, mais une contraction exagérée, que ce chirurgien avait confondu avec le rétrécissement.

Les élèves qui suivent ma clinique sont à même de se rendre compte combien cette erreur est fréquente.

Le diagnostic entre le rétrécissement bulbaire et la contracture se fait avec la bougie exploratrice à boule : je vous dirai quelques mots aussi sur l'emploi de la bougie en cire. Le rétrécissement organique ayant, comme vous le savez, la forme d'un sablier, la boule n'est arrêtée que progressivement ; il y a une sensation de refoulement, puis un temps d'arrêt net et enfin un frottement prononcé dans une longueur de 1 à 3 millimètres ; la bougie se dégage ensuite progressivement.

Dans le cas de contracture, nous observons au contraire ceci : arrêt brusque et non progressif, pas de sensation de refoulement, frottement lisse et non rugueux, longueur 1 à 3 centimètres et non 1 à 3 millimètres.

A côté de ces distinctions si tranchées pour une main exercée se place un moyen de diagnostic très-important. Dans le cas de contracture on peut introduire des sondes de plus en plus grosses, dans la même séance, en augmentant, il est vrai, les douleurs du malade. Quand il y a rétrécissement, au contraire, il est impossible de passer un instrument dont le diamètre soit supérieur à celui de l'obstacle : on peut peut-être gagner un ou deux numéros en quelques minutes, mais c'est le maximum. Cependant il y a une petite restriction à formuler dans le cas de contracture : après le passage d'une bougie, il peut arriver qu'une autre bougie, même plus petite que la première, ne passe plus, par suite de l'irritation ou du spasme qui est venu compliquer cet état pathologique.

J'ajouterai, comme je vous l'ai déjà dit, que dans les cas de contracture, on réussit à passer plus facilement des algalies fines ou très-grosses, plutôt que des bougies de moyen calibre : un instrument rendu rigide, plutôt qu'un instrument flexible ; ce qui peut être dû, dans ce dernier cas, à ce que, avec les instruments rigides, on peut mieux suivre la paroi supérieure du canal, et éviter le cul-de-sac, mais surtout vaincre plus facilement la résistance du muscle contracturé.

Nous avons vu que la bougie en cire est plus facile à introduire que la bougie exploratrice, mais les parois du canal s'appliquant sur tout le corps de l'instrument rendent les sensations moins nettes : très-souvent aussi la bougie en cire se pelotonne à l'entrée de la portion musculeuse, n'ayant pu parvenir à forcer la porte. Quand on retire une bougie qui a pu être introduite dans le sphincter, on n'a plus cette sensation de pincement particulière au rétrécissement ; on sent seulement que la sonde est serrée comme par un anneau élastique.

Philipps avait observé que l'extrémité de la bougie en cire présentait souvent une déviation latérale à sa sortie de l'urèthre ; il en avait tiré cette conclusion qu'il existait une contracture partielle

D. 5

du muscle de Wilson, une contracture bornée à la moitié de la portion musculeuse. D'abord cette déviation ne se remarque pas quand on retire l'instrument aussitôt après avoir franchi le muscle de Wilson, et comme le fait remarquer M. Pomié, la coexistence de la contracture dans la portion musculeuse et les lèvres de l'orifice nous font aisément comprendre comment la cire ramollie par la chaleur du canal et poussée entre deux forces opposées est obligée de s'infléchir sur un des côtés.

Le diagnostic peut aussi être fait entre la contracture et le rétrécissement traumatique : il est vrai que nous n'avons plus, comme pour le rétrécissement organique, la sensation de refoulement, mais les commémoratifs, la facilité de passer des bougies de plus en plus grosses dans la même séance, la longueur et la douceur du frottement, la grosseur de la première bougie qui peut être introduite, sont autant de signes suffisants pour arriver à un diagnostic précis.

Le diagnostic le plus difficile à établir est celui de la contracture avec un rétrécissement de l'anneau fibreux du bulbe : un premier point très-important à observer, c'est si l'on est arrivé dans la portion musculeuse. Nous avons vu que l'instrument dont le bec ou la tête est dans cette portion n'est plus rejeté au dehors (bougie à boule), ne tombe pas de côté (instrument rigide) s'il est abandonné à lui-même, ce qui n'existe pas quand ce bec reste dans le cul-de-sac du bulbe ou est dans la lumière d'un rétrécissement ; par conséquent toutes les fois que l'instrument reste fixé après une sensation de préhension fournie à la main, c'est que l'on est parvenu dans la portion musculeuse et, dans ce cas, il n'y a plus à s'occuper ni de rétrécissement bulbaire, ni de rétrécissement de l'anneau fibreux du bulbe.

Pour diagnostiquer la contracture de ce dernier genre de rétrécissement, il est donc très-important de pénétrer jusque dans la portion musculeuse, puis de bien étudier les sensations que l'on éprouve en retirant l'instrument. On a d'abord une sensation de préhension produite par le muscle de Wilson s'appliquant sur la boule ; puis cette dernière devient libre. Si l'on sent encore après une résistance nette et brusque, c'est qu'il y a un rétrécissement de l'anneau fibreux du bulbe ; cet obstacle pourrait être dû à un rétrécissement traumatique ; mais lorsque nous nous sommes occupés des divers genres de rétrécissements, ce diagnostic a été discuté.

Vous voyez, Messieurs, combien d'obstacles peuvent être accumulés dans un espace d'un demi-centimètre de longueur ; combien il faut avoir le tact des doigts développé pour les reconnaître ; combien aussi, il est facile de comprendre les erreurs de diagnostic pour ceux qui n'ont pas l'habitude de ces explorations. Tous les moyens de diagnostic pris en dehors des sensations sont très-aléatoires et doivent être rejetés.

En règle générale, pour être bien sûr de votre diagnostic ou du moins pour le compléter et l'affirmer, tâchez d'amener toujours votre boule exploratrice entre les deux sphincters et étudiez bien les sensations que vous fournit l'instrument pendant que vous le retirez.

Je vous disais, au commencement de cette leçon, que la contracture portant le canal en haut et en avant augmentait le cul-de-sac du bulbe : aussi avons-nous encore là une autre cause d'erreur, cause d'erreur d'autant plus grave que le bec de l'instrument a beaucoup de tendance à s'engager dans ce cul-de-sac : il faut, lorsqu'on se sert de bougies en cire, bien les recourber avant l'introduction, en les malaxant avec les doigts, et d'un autre côté relever le périnée avec la main droite en faisant la manœuvre recommandée dans le cathétérisme avec la sonde courbe flexible.

J'ajouterai, à l'exemple de Civiale, que l'effet produit par ces explorations locales mérite de fixer l'attention des praticiens, car elles contribuent plus souvent à améliorer qu'à exaspérer la maladie.

Il y a donc pour le diagnostic chirurgical de l'affection dont nous nous occupons deux bases importantes :

1° Les douleurs éprouvées par le malade à l'introduction de l'instrument ;

2° Les sensations du chirurgien.

Les sensations existent presque toujours à un degré exagéré dépassant la normale ; elles sont plus ou moins accentuées, mais, je le répète, généralement très-nettes et très-franches : il n'en est pas tout à fait de même des douleurs ressenties par le malade. Si elles revêtent malheureusement souvent le caractère que je vous ai exposé, quelquefois elles n'existent pas à un haut degré, et comme il y en a toujours à l'état normal, on peut avoir des difficultés pour le diagnostic.

Dans ce cas, il faut surtout établir son opinion sur les sensations qui sont transmises par l'instrument.

Malgré ces restrictions, je peux dire que ces douleurs existent toujours lorsque la contracture complique une inflammation chronique du col et dans la contracture de nature rhumatismale.

Les symptômes fonctionnels réunis aux manœuvres chirurgicales nous donnent les moyens d'atteindre le but. Nous évitons ainsi de confondre la contracture avec la présence d'un calcul dans la vessie. Si nos pères avaient mieux connu cette maladie, ils ne se seraient pas laissés guider seulement par les symptômes fonctionnels, quand ils ne trouvaient pas la pierre, symptômes essentiellement semblables dans les deux affections : en effet, nous retrouvons dans l'une et l'autre maladie l'intermittence de la douleur, le siége de cette douleur au méat, etc.

C'est donc surtout sur le diagnostic chirurgical qu'il faut compter ; c'est sur le tact de vos doigts qu'il faut appuyer votre décision ; c'est donc aussi pour cela qu'une étude approfondie des sensations est nécessaire : sans le tact des doigts développé, aucune bonne chirurgie des voies urinaires n'est possible. La vue, qui nous manque ici, ne peut être remplacée que par un autre sens dont il faut faire l'éducation.

Le diagnostic de la contracture idiopathique étant établi, reste le diagnostic de la contracture symptomatique ; il sera facile de séparer la cause et l'effet. En indiquant les maladies qui entrent en jeu dans la production de cette affection, nous trouvons d'abord le rétrécissement ayant donné lieu à une contracture : le diagnostic pourra être fait en se souvenant des signes du rétrécissement et de ceux de la contracture désignés plus haut.

Dans le cas de contracture compliquant une inflammation chronique de la prostate, il y aura de même les signes de la contracture idiopathique et ceux de la prostatite chronique, qui sont sommairement l'écoulement séreux de liqueur prostatique et taches caractéristiques sur le linge (tache grise avec point jaunâtre au centre) ; douleurs surtout au milieu de la miction, premières gouttes d'urine troubles.

Dans le cas de contracture compliquant l'affection calculeuse, on diagnostiquera la pierre par les procédés connus.

Entre la cystite aiguë et la contracture, il est très-facile de se reconnaître : envahissement brusque dans la première affection, prodomes, inflammation aiguë de voisinage, quelquefois fièvre, urines troubles ; au contraire. dans la contracture, débuts à marche lente, aggravation de temps en temps sans cause appréciable, pas de fièvre et généralement au début pas d'altération des urines.

Je vous engage à ne pas vous servir de la sonde pour confirmer le diagnostic dans le cas de cystite aigue, car, outre des douleurs atroces pour le malade, il y aurait crainte d'augmenter l'inflammation.

Enfin, un diagnostic assez difficile à établir quand la maladie a un certain temps, c'est celui entre la contracture et la cystite chronique du col. Cependant il faut ajouter que le traitement étant à peu près le même dans les deux cas, nous avons moins d'inconvénient à faire une erreur, et que les deux maladies existent surtout simultanément : l'une ayant engendré l'autre.

Parlons, pour terminer ce qui a rapport au diagnostic, du toucher rectal : dans la contracture idiopathique, le toucher rectal nous donne peu de notions précises ; à peine si en pressant sur la partie antérieure du rectum, le malade a-t-il quelque douleur à la portion prostatique, il n'y a sensation désagréable et douloureuse pour le malade que dans le cas de prostatite chronique. Cependant l'introduction du doigt dans le rectum peut occasionner de la douleur rien que par la sympathie nerveuse qui lie les muscles du sphincter de l'anus et ceux du périnée ; donc peu de bénéfices à retirer de cette exploration au point de vue de la maladie qui nous occupe.

Cette leçon, Messieurs, permettez-moi de vous le dire, est très-importante ; elle vous donne des notions qui sont éparses dans beaucoup d'auteurs, mais n'ont jamais été coordonnées ; et cependant quelle utilité incontestable pour vous de pouvoir diagnostiquer la contracture dès le début ; d'autant plus que cette maladie n'arrive pas d'emblée, mais pas à pas, progressivement ; quel bonheur pour vous d'être de suite sur la voie du mal, et si j'emploie cette expression qui peut paraître originale, c'est que si, en général, les maladies des voies urinaires attaquent le moral, il n'y en a pas de démoralisante au plus haut degré que la contracture du col.

Au début, le malade se plaint de quelques douleurs en urinant, du temps plus long de la miction, de ce qu'il est obligé de se relever plusieurs fois la nuit ; mais tous ces symptômes sont modérés, il n'y attache pas grande importance, surtout ces symptômes ayant, comme nous l'avons vu, pour caractère dominant, d'être intermittents, avec de longs intervalles de repos : le médecin qui ne songe pas à la possibilité de la contracture se contente de prescrire quelques tisanes délayantes, quelques bains ; il laisse ainsi passer le moment où la maladie peut être facilement enrayée par un traitement approprié.

Plus tard, ces petits accidents revenant plus fréquemment, le malade commence à s'en inquiéter, son imagination travaille ; il croit à une pierre, à un ulcère dans la vessie, et pour lui ulcère veut dire cancer : la vie est empoisonnée. Il faut vivre au milieu de ces malades pour voir combien leur moral est frappé ; tout leur devient indifférent ; ils fuient le monde, deviennent hypochondriaques. Nous n'avons pas une clientèle gaie, dans la spécialité des voies urinaires. Cependant l'attention du médecin est plus éveillée, mais comme souvent le malade n'a jamais eu de blennorrhagie, ni d'affection syphilitique, que les urines ne sont pas trop chargées, tantôt claires, tantôt légèrement troubles, il éloigne l'idée de rétrécissement, de calcul, et insiste sur le traitement anti-nerveux et sur les balsamiques. Jusque-là rien de bien extraordinaire ; mais au bout d'un ou deux ans, la maladie s'aggrave, le client écœuré par tous les médicaments absorbés, ennuyé de la longeur du traitement, exige du médecin une opinion précise ; c'est alors qu'arrivent les expressions de névralgie du col, spasmes du col ; le traitement reste à peu près le même ; mais le malade perdant confiance en son médecin, se met à courir tous les cabinets annoncés à la quatrième page des journaux.

Cette histoire, je l'ai décrite d'après le dire de plus de cent malades ; dernièrement encore l'un d'eux me montrait la liste des médecins qu'il avait consultés : elle était longue. Ce que ce malheureux avait absorbé de médicaments était inouï ; il avait une contracture du col de nature rhumatismale.

Exercez-vous donc à reconnaître la contracture, à la diagnostiquer avant qu'elle ne se soit enracinée, et par là vous éviterez le tableau que je viens de tracer. Il y a surtout la contracture de nature rhumatismale qui, niée par quelques chirurgiens, joue

cependant un grand rôle. Caudmont me disait souvent en parodiant le mot célèbre d'un magistrat :
« Toutes les fois que vous êtes embarrassé dans votre
diagnostic pour une affection située profondément
dans les voies urinaires, cherchez la contracture rhumatismale. »

Sans pousser aussi loin que cet éminent chirurgien l'influence de cette affection, il est certain
qu'elle se rencontre souvent ; la nier, c'est nier la
lumière.

Mon savant maître qui a découvert cette maladie,
qui lui a fait une place dans le cadre nosologique,
me l'a montrée souvent sur des malades traités pour
toute autre affection, et le traitement que je vous in-
diquerai dans la prochaine séance, traitement qui
était la pierre de touche, lui donnait raison.

La contracture rhumatismale du col de la vessie
existe ; elle existe souvent ; vous la rencontrerez à
chaque pas dans votre clientèle, et quand vous serez
embarrassé pour porter un diagnostic, que vous n'aurez trouvé ni rétrécissement, ni calcul, ni affection
de la prostate, rappelez-vous la phrase de Caudmont « cherchez la contracture rhumatismale ».

QUATRIÈME LEÇON
Du traitement.

Messieurs,

Nous voila arrivés au point le plus important de
la contracture du col, après le diagnostic, je veux
parler du traitement. Un médecin a dit : « dans notre
profession, on guérit quelquefois, on soulage souvent, on doit consoler toujours. » Cette maxime est
tout ce qu'il y a de plus vrai en ce qui concerne les
voies urinaires en général et la contracture en particulier.

Quand une maladie est bien déterminée, qu'elle
est toujours une dans son essence et ne présente de
changement que par suite de complications inter-
currentes, il est facile d'indiquer un traitement ;
mais il n'en est pas de même quand la maladie peut
être cause ou effet, idiopathique ou symptomatique,
quand il y a un traitement médical et un traitement chirurgical à utiliser. C'est pour cela qu'un traitement uniforme de la contracture du col ne peut
être établi : ici il faut être éclectique et varier les
moyens de guérison suivant les phénomènes pré-

dominants ou les causes de l'affection qui nous occupe.

Comme nous l'avons vu, la contracture pouvant être idiopathique ou symptomatique, est tributaire aussi bien de la médecine que de la chirurgie : aussi nous étendrons-nous sur les deux modes de traitement, puisqu'ils se complètent mutuellement.

Pour nous reconnaître, il sera utile, je crois, de partager les causes en différentes classes et suivant ces classes donner le traitement qui convient.

Toutes les causes qui occasionnent la contracture peuvent être facilement ramenées à trois classes principales que nous énumèrerons ainsi :

1° Contracture symptomatique d'une affection des centres nerveux ;

2° Contracture symptomatique d'une affection locale ;

3° Contracture idiopathique ou diathésique.

Enfin, il sera nécessaire quelquefois de diriger un traitement contre les complications.

Dans la contracture symptomatique d'une affection nerveuse, deux points principaux sont à traiter : l'affection nerveuse cause de la contracture et la contracture elle-même. Selon le proverbe : *sublata causa tollitur effectus*, il faut d'abord s'occuper de la cause ; mais comme ce traitement peut être de longue durée, il est bon de s'occuper aussi dès le début du traitement local.

Comme traitement général, vous emploierez tous les fortifiants, les antispasmodiques, les calmants, le bromure de potassium, le bromure de camphre, l'oxyde de zinc, le valérianate d'ammoniaque, le fer, le quinquina.

M. Gallard a proposé quelques formules, dans le cas d'anémie, formules dont je me suis très-bien trouvé, et qui m'ont donné d'excellents résultats ; ce sont des pilules de fer mélangées avec du quinquina et de l'opium. Vous en trouverez le détail dans les leçons cliniques de ce professeur sur les maladies des femmes.

La macération de quinquina produit aussi de bons effets, 15 gram. en bâtons à macérer dans une carafe d'eau.

Dans le cas d'affections spéciales, je vous engage à donner l'huile phosphorée du Codex ; en un mot, je vous renvoie pour le traitement médical général aux livres classiques, tout en faisant cette recommandation importante, de ne jamais abuser des antispasmodiques dans les maladies des voies urinaires, car elles occasionnent déjà par elles-mêmes l'hyposthénie à un haut degré. Civiale, qui avait reconnu souvent ce fait dans le cours de sa longue carrière, ne donnait guère que du quinquina pour tout médicament. Caudmont n'employait guère aussi que cette thérapeutique très-restreinte.

Ajoutons, pour terminer ce qui a rapport au traitement médical, que dans une contracture dépendant d'une influence spéciale, la syphilis, par exemple, l'iodure de potassium et le mercure sous toutes les formes devront être employés.

Le traitement local joue un rôle important : c'est

dans ces cas de contracture symptomatique d'affections des centres nerveux que les passages de bougies, de sondes, l'emploi de bains de siége, de cataplasmes laudanisés, de suppositoires belladonés ou opiacés rendent de grands services.

Je me sers presque toujours au début des bougies en cire ; elles sont plus malléables, plus douces et se moulent plus facilement sur le canal. Leur introduction est quelquefois difficile par suite du cul-de-sac du bulbe ; dans ce cas, on pourrait essayer de suite un numéro élevé, car souvent le n° 20 ne cause pas plus de douleur à l'introduction que le n° 10 ; mais il vaut mieux commencer par un numéro faible, de manière à distendre progressivement les fibres contracturées. L'instrument agit donc ainsi de deux façons, en émoussant la sensibilité de la muqueuse par son passage et en amenant la distension progressive des fibres musculaires. Il faut opérer avec beaucoup de prudence, de lenteur et de douceur ; souvent on ne parvient à introduire la sonde dans la vessie qu'après trois et quatre essais, quelquefois au bout d'une semaine. Cette introduction sera faite suivant les préceptes que je vous ai donnés pour le cathétérisme avec les instruments flexibles ; elle sera renouvelée tous les jours ou tous les deux jours, suivant la susceptibilité du malade. Il arrivera souvent que ce passage de la bougie sera très-douloureux, au point que, si le chirurgien n'était pas sûr du résultat, il serait en droit de délaisser une méthode qui, au début, est plus douloureuse que le mal lui-même ; la bougie ne doit rester dans le canal que le temps de l'introduire et de la retirer.

Quand les urines sont purulentes, que la vessie ne se vide pas, on peut, au bout de quelques jours, remplacer les bougies par des sondes qui débarrassent le réservoir urinaire, et très-souvent ces sondages seuls suffisent pour ramener la muqueuse vésicale et les urines à leur état normal.

A côté de ce traitement par les bougies en cire, on peut placer celui par les bougies en étain de Béniqué ; c'est ici surtout que ces instruments trouvent leur emploi. Quand les premières introductions avec des bougies en cire ont déjà modifié la sensibilité de la muqueuse et l'état des muscles, on peut se servir avec avantage des bougies Béniqué ; elles ont une filière à progression insensible qui distend insensiblement les fibres ; elles calibrent mieux le canal. Comme avec les bougies en cire, vous commencerez par un numéro faible, passant deux ou trois numéros par séance, mais employant toujours d'abord un numéro plus faible que celui auquel on s'est arrêté dans la séance précédente. Supposons que l'on ait passé dans la dernière séance les n°ˢ 15, 16, 17, à la suivante on passera les n°ˢ 16, 17, 18 et ainsi de suite.

Ces introductions auront lieu tous les jours, ou tous les deux jours et même plus souvent, suivant la susceptibilité du canal : il est impossible de poser des règles fixes à ce sujet ; mais ayez sans cesse présent à l'esprit que, plus on va lentement et doucement dans l'introduction des instruments, mieux on réussit. A ce traitement chirurgical, vous joindrez un traitement antiphlogistique local. Le malade prendra un ou deux bains de siége par jour, suivant la force de sa constitution, de trois quarts d'heure de durée, température modérée 27 à 30°; il mettra, nuit et jour entre les jambes, depuis l'anus jusqu'au nombril, des cataplasmes chauds de farine de graine de lin, arrosés de six à huit gouttes de laudanum de Sydenham; dans les cas de douleurs vives au col de la vessie, on pourra ordonner des suppositoires belladonnés ou opiacés, un tous les soirs. N'oubliez pas que quelquefois les cataplasmes trop chaud ou les opiacés vous donnent un résultat diamétralement opposé à celui que vous vous proposez d'atteindre.

En résumé, dans le cas de contracture symptomatique d'affections des centres nerveux, traitement général antispasmodique, tonique, fortifiant : traitement chirurgical consistant en passages d'instruments, passages qui ont pour but, non de dilater le canal, puisqu'on pourrait introduire d'emblée un gros numéro, mais d'émousser la sensibilité. A ce traitement chirurgical, joindre un traitement antiphlogistique local.

Quand ce premier traitement local n'a pas donné de résultat satisfaisant, au bout de deux ou trois mois, que les envies d'uriner sont toujours fréquentes, qu'il y a de la douleur en urinant, il faut faire avancer l'artillerie de réserve qui, dans d'autres circonstances, comme nous le verrons, doit être, au contraire, employée en première ligne ; je veux parler des instillations au nitrate d'argent.

Nos devanciers se servaient beaucoup de la cautérisation ; mais, comme ils la faisaient avec des instruments droits, rigides, et un caustique solide, ils manquaient souvent le but. Actuellement, grâce aux travaux de M. le professeur Guyon, nous avons entre les mains un topique que l'on peut doser aussi facilement que du sulfate de quinine ; la quantité à employer, la force de la solution peuvent varier à notre gré : aussi les résultats sont-ils souvent surprenants, surtout dans les contractures idiopathiques. Voici comment j'emploie ces injections ou plutôt ces instillations, mode d'emploi qui est d'ailleurs à peu près celui de l'éminent chirurgien de l'hôpital Necker.

Les instruments nécessaires sont (1) : 1° une seringue de Pravaz, grand modèle ; 2° une bougie exploratrice de forme ordinaire, seulement perforée dans toute son étendue.

Plusieurs solutions sont utilisées. J'emploie généralement les suivantes : solutions au 100°, au 50°, au 30°, au 25°, au 20° et au 15°. La première est toujours celle du début, quitte à la changer dès le lendemain pour la suivante, si elle n'est pas jugée suffisante ; quant à la dernière, je ne l'emploie que très-rarement et m'arrête généralement à celle au 20°.

Quelle quantité de solution devons-nous introduire

____

(1) M. Lüer a construit sur mes indications une seringue spéciale en caoutchouc durci, inattaquable par le nitrate d'argent.

dans le canal? Je ne crois pas qu'il soit absolument nécessaire de compter les gouttes ; dix à vingt gouttes
est la moyenne. Il est évident qu'il n'est pas indispensable de faire arriver beaucoup de liquide sur la
muqueuse; cependant il est préférable d'en employer trop que pas assez, de manière à être sûr
d'avoir touché toutes les parties du canal. D'ailleurs,
cette trop grande quantité de liquide n'a pas d'inconvénient, car en arrivant dans la vessie, la solution
tombe dans l'urine, et le chlorure de sodium forme avec
le nitrate d'argent un chlorure d'argent insoluble qui
devient inerte. A ce sujet, permettez-moi deux observations. Pour qu'il n'y ait pas d'inconvénient,
le nitrate d'argent doit rencontrer du chlorure de
sodium ; il faut par conséquent qu'il y ait de l'urine
dans la vessie : c'est généralement le cas ordinaire,
car dans la contracture, le réservoir ne se vide pas
complétement ; cependant, pour plus de sécurité, il
est bon de conseiller au malade de rester un certain
temps sans uriner avant les instillations.

La deuxième observation est basée sur ceci :
très-souvent, lorsque le malade urine après l'injection, il rend, parfois le lendemain, de petites plaques
blanchâtres qui l'inquiétent beaucoup : on peut
croire à du mucus prostatique, à des dépôts de
phosphate de chaux; c'est tout simplement le chlorure d'argent, dont je parlais tout à l'heure.

Les malades peuvent uriner cinq à six minutes
après l'injection, qui aura produit tout son effet à ce
moment.

Voyons le manuel opératoire; il est très-simple.

Le malade est assis dans un fauteuil, ou debout devant le chirurgien; celui-ci prend une bougie exploratrice perforée, à tête conique, d'un diamètre proportionné à la force de la contracture, de manière à ne pas distendre les fibres musculaires trop douloureusement. Il l'introduit jusqu'au cul-de-sac du bulbe, la verge légèrement allongée, par une pression douce et continue; arrivé à cet endroit du canal, il tire fortement sur la verge, la ramène sur la région hypogastrique, de manière à éviter le cul-de-sac et entre dans la portion musculeuse; il a la sensation que la tête de l'instrument est fortement serrée et le malade accuse une douleur violente généralement. En saisissant légèrement la sonde entre le pouce et l'index, il s'assure qu'elle est bien fixée et par conséquent bien en place. Quelquefois le cul-de-sac est prononcé au point que la tête de la bougie ne peut passer en dessus; il faut dans ce cas se servir de mandrin que l'on retire aussitôt que la boule est arrivée dans la portion musculeuse. Le chirurgien saisit de la main droite la seringue chargée, engage la canule dans le pavillon et pousse doucement le liquide : quand le piston est près d'arriver à la fin de sa course, il faut retirer doucement tout l'appareil et continuer l'instillation tant que la tête de la bougie est serrée, de manière à ce que la partie de la portion musculeuse qui se trouvait en avant de la tête exploratrice soit aussi touchée par le médicament. Afin d'éviter que le liquide contenu dans la tige ne s'épanche dans la portion spongieuse pendant que l'on retire l'instrument, il faut n'enlever la canule du pavillon, que lorsque la sonde est complétement en dehors du canal.

Cette opération sera renouvelée tous les deux jours, tous les trois jours, quelquefois tous les jours, et même deux fois par jour, suivant la susceptibilité du canal. Quand on fait deux injections par jour, il faut toujours employer une solution faible : la tolérance varie beaucoup chez les malades; certaines personnes peuvent supporter la solution au 30ᵉ aprèsdeux outrois séances. Chez d'autres, la solution 100ᵉ peut à peine être supportée, au début, une fois tous les huit jours; donc l'intervalle des séances aussi bien que le changement de la dose du médicament est une affaire de tact, et complétement laissé à l'appréciation du chirurgien.

Cette méthode des instillations donne d'excellents résultats; mais une fois le bénéfice obtenu, ce bénéfice est-il complétement et indéfiniment acquis; en un mot, ne sera-t-on plus obligé de revenir à ces instillations? C'est une question que pose souvent le malade. Je crois, pour ma part, que vous serez obligés d'y revenir souvent. Quand la contracture est à son début, on peut obtenir une guérison radicale; mais ce n'est malheureusement pas le cas ordinaire : de même que le malade atteint de rétrécissement, celui atteint de contracture sera longtemps tributaire de votre cabinet, peut être pas seulement quelques jours chaque fois, mais au moins une fois par an.

Enfin, il peut se faire que, malgré ces traitements, la maladie résiste : alors il faut en venir à la taille ; ces cas sont heureusement très-rares, mais enfin ils existent.

Vous connaissez tous ces faits d'individus ayant des douleurs atroces, sur lesquels on fit l'opération de la taille, le diagnostic *calcul vésical* ayant été porté, et chez lesquels on ne trouva rien, mais qui furent guéris par cette opération. « Deux faits qui m'appartiennent, écrivait Dolbeau, me portent à penser que la section uréthrale est le seul moyen efficace de guérir la contracture des sphincters de la vessie. » Ce moyen ne doit être employé qu'à la dernière extrémité. Est-il nécessaire dans cette opération de tout couper, en un mot de faire une taille complète ? si nous admettons comme je vous l'ai indiqué la synergie des deux sphincters, il serait peut-être suffisant de n'inciser qu'un des deux, l'orifice uréthral avec le coupe-valvule de Mercier, ou l'uréthrotome de Civiale, ou bien le muscle de Wilson, par une incision externe.

Une opération sur laquelle je m'étendrai longuement au sujet de la contracture chez la femme a été aussi essayé chez l'homme, je veux parler de la dilatation forcée. On a regardé la contracture des sphincters vésicaux comme semblable à la contracture du sphincter de l'anus et par conséquent devant être traitée par par les mêmes moyens. Récamier avait déjà tentée cette dilatation, Civiale l'essaya avec peu de succès : Nélaton y eut re-

recours mais avec aussi peu d'avantages. M. Lanne-
longue emploie de même la dilatation forcée dans
les cas de contracture non accompagnée de la valvule postérieure, il se sert comme dilatateur de
l'instrument de M. Mercier; c'est une sonde
en métal, formée de deux tiges plates; l'une
rectiligne glissant dans l'autre de forme bicoudée;
quand l'instrument est introduit et le bec en bas,
on pousse la tige droite; cette dernière étant main-
tenue fixe on retire un peu la branche bicoudée dont
le bec, en pénétrant dans l'urèthre déprime la lèvre
inférieure du col, jusqu'à ce qu'il vienne l'accrocher
directement.

Ce procédé présente certains inconvénients; d'a-
bord la dilatation ne porte pas sur toute la circonférence de l'orifice, ensuite elle devrait porter non
pas sur la lèvre antérieure qui est plus mobile, mais
sur la postérieure. Cependant j'ajouterai que M. Mercier avait inventé son instrument plutôt comme dé-
presseur de la valvule prostatique.

M. Tillaux est aussi partisan de la dilatation forcée, mais seulement après avoir employé et épuisé
tous les autres modes de traitement, (cathétérisme,
instillations, cautérisation, glace, frictions bellado-
nées, suppositoires) : il a inventé deux instruments dilatateurs, l'un destiné au col vésical chez l'homme,
l'autre au col vésical de la femme; pour décrire le
premier il suffira de dire qu'il repose sur le même
principe que celui imaginé par Dolbeau pour la lithotritie périnéale; seulement, dans l'instrument de

M. Tillaux, l'écartement des branches se produit par un mouvement rétrograde de la boule terminale.

Cette dilatation du col peut se faire soit lentement, soit d'une manière brusque.

Les faits publiés jusqu'à présent ne me paraissent pas assez concluants pour m'engager à accepter cette méthode de dilatation du moins chez l'homme ; — il y a toujours l'incontinence d'urine par suite de relâchement forcé de l'orifice interne qui doit inviter à la prudence.

Disons quelques mots d'un agent qui semble assez efficace dans certains cas de spasmes mais peu dans la contracture, je veux parler de l'électricité : je ne l'ai vu, pour ma part, réussir qu'une seule fois, c'était dans un cas de contracture de nature nerveuse, au début.

M. Onimus rapporte des observations très concluantes de spasmes de l'urèthre et du col de la vessie, guéris par l'emploi des courants continus. « Les influences cérébrales et l'excitabilité du système nerveux, ont une grande influence sur le spasme de la vessie ; aussi la guérison n'est-elle jamais durable, si ces différentes causes ne la modifient pas. Mais, ce qu'il y a de positif, c'est que l'électrisation de la moelle avec un courant descendant amène très-rapidement un grand soulagement dans les douleurs locales, et qu'en même temps il agit sur l'état général et diminue l'excitabilité du système nerveux. »

L'opinion d'un homme aussi compétent et les résultats qu'il a obtenus doivent engager à utiliser l'électricité dans les cas de spasme, en général.

Passons, maintenant à la deuxième classe ; la contracture symptomatique d'une affection locale, — nous aurons à traiter ici d'abord l'affection locale, puis la contracture, quelquefois les deux en même temps, quand le même traitement leur conviendra ; s'il s'agit d'un rétrécissement pouvant se guérir par la dilatation, cette méthode de traitement amènera aussi une amélioration dans la contracture et on fera ainsi d'une pierre deux coups ; — si le rétrécissement est rebelle à la dilatation il faudra le vaincre par une des méthodes indiquées, puis traiter la contracture, par les moyens signalés plus haut. Lorsque la contracture s'unit à l'uréthrite, il faut commencer par un traitement antiphlogistique en rapport avec les phénomènes inflammatoires : dans l'uréthrite aiguë, on a plutôt affaire à du spasme ; dans l'uréthrite chronique, on emploiera d'abord quelques injections au tannin, au protoiodure de fer, puis le passage des bougies Béniqué, — enfin les instillations au col vésical. Je vous engage à insister beaucoup dans ces cas, sur un régime tonique et ferrugineux, surtout chez les malades qui sont débilités.

Lorsque la contracture est due à une prostatite chronique, le traitement est généralement très-long : car ces prostatites chroniques sont presque toujours rebelles. Il faut en premier lieu soumettre le malade à un traitement calmant : un bain de siége d'une heure de durée environ, température moyenne, sera pris tous les matins ; avant chaque repas, on prescrira au malade, soit 3 ou 4 pilules au copahu ou des capsules d'essence de térébenthine ou enfin des capsules de santal; je vous engage à prendre des capsules toutes faites, car les pharmaciens qui les font eux-mêmes y ajoutent souvent de la magnésie pour les rendre plus fermes, ce qui occasionne de la diarrhée. Le malade suivra le régime que nous allons indiquer pour la contracture idiopathique. On commence ensuite l'introduction des bougies, pour les continuer par les instillations.

Dans les cas de calcul occasionnant la contracture, il faut naturellement enlever le corps étranger, puis traiter la maladie qui est souvent rebelle dans cette circonstance. Je vous ai dit que cet état est d'autant plus fâcheux qu'à ce moment la vessie, ayant perdu son excitant, le calcul, devient atone, lutte moins bien contre la contracture et finit par se laisser distendre outre mesure par l'urine, de sorte que même la contracture guérie, le réservoir ne se vide jamais complétement; il en résulte que si les malades ne sont pas régulièrement sondés, il y a stagnation de l'urine avec tous les accidents consécutifs.

La troisième classe comprend les contractures idiopathiques ou diathésiques. Nous nous occuperons surtout du traitement de la contracture rhumatismale. Il est incontestable qu'il faut combattre aussi bien le rhumatisme qui est la cause que la contracture qui est l'effet; un traitement chirurgical et un traitement médical doivent donc être employés simultanément.

Un troisième point demande aussi à être étudié dans cette circonstance, c'est l'urine; on sait que dans le rhumatisme et la goutte les urines sont souvent chargées, d'une manière intermittente, il est vrai, d'une poudre rougeâtre qu'elles laissent déposer et qui n'est autre que de l'acide urique; elles sont toujours très-acides et cette acidité augmente encore la contracture.

Contre le rhumatisme, il faut employer l'iodure de potassium, le sulfate de quinine, les semences de colchique; contre la contracture, les sondages et les instillations, un traitement local antiphlogistique; contre l'acidité de l'urine, les alcalins; dans les cas de contracture rhumatismale simple, on fait prendre chaque jour le matin à jeun dans une tasse d'infusion de feuilles de frêne, vingt gouttes de teinture de semences de colchique: du vin de quinquina, si le malade est faible : les bains de barège, qui sont très-mauvais dans les cas de contracture non rhumatismale, rendent au contraire ici de grands services; on peut en donner deux par semaine : s'il y a de la douleur rénale, on fait frictionner la région avec une pommade contenant 1 gr. de vératrine pour 60 gr. d'axonge, sinapismes dans cette région.

Dans le cas de contracture rhumatismale compliquant une prostatite également de nature rhumatismale, je vous engage à faire prendre de l'iodure de potassium, 1 gr. tous les matins.

Les narcotiques sont généralement très-utiles,

surtout en injections hypodermiques ; cependant j'ai vu, comme je vous l'ai déjà indiqué mces, édicaments augmenter la douleur chez certains malades. Pour rendre l'urine alcaline, il faut compter sur un régime peu azoté ; deux moyens doivent être employés : diminuer l'acidité et augmenter l'alcalinité. Tout le monde sait que les aliments azotés augmentent la quantité d'acide urique ; que l'habitude d'être assis, le manque d'exercice influent aussi sur cette augmentation ; c'est donc sur une nourriture peu azotée, sur le régime, sur l'exercice, qu'il faut s'appuyer pour diminuer cette acidité, en fait de régime alimentaire.

Il y a surtout quatre légumes qu'à l'exemple de Caudmont je défends complétement dans ces cas ; ce sont l'oseille, le cresson, les tomates et les haricots verts. Pourquoi ? Messieurs, la raison en est bien simple ; de tous les acides végétaux, l'acide oxalique est le seul qui ne se transforme pas en alcalin dans le corps, et comme ces légumes en contiennent beaucoup, ils ne font qu'augmenter l'acidité ; on a nié cette influence : pour moi, elle est indiscutable ; j'ai toujours présent à la mémoire le cas de ce Russe qui adorait les haricots verts et qui, le lendemain de l'ingestion de ce légume, me présentait presque une cuillerée à café d'acide urique recueilli dans son urine.

Les asperges doivent aussi être proscrites, non pas parce qu'elles contiennent de l'acide oxalique, mais parce qu'elles augmentent la contracture ; cette opinion est actuellement aussi réputée fausse par des chirurgiens très-distingués. Cependant je puis vous citer deux observations dans lesquelles les malades avaient une rétention d'urine toutes les fois qu'ils mangeaient de ce légume. Je vous engage donc à défendre ces végétaux dans la contracture en général et dans celle de nature rhumatismale en particulier, de même que les viandes faisandées, les crustacés, les fromages avancés, les vins chargés, excepté ceux qui contiennent beaucoup de tartrate de potasse.

Insistez particulièrement sur le carbonate de lithine, le bicarbonate de soude (4 gr. par litre) et enfin les eaux de Vichy, de Contrexéville, d'Evian, si les reins sont sains; mais ces eaux en très-minime quantité.

L'acide benzoïque, que quelques médecins donnent pour acidifier les urines, est au contraire alcanifiant et peut donc être employé ici à la dose de 1 gr. à 1 gr. 50; cet acide ne se dissout que très-difficilement dans l'eau, aussi je vous engage à le délayer d'abord dans un peu de glycérine ou d'alcool.

Comme tisane vous pouvez prescrire le jus de citron, la limonade, qui rendent ainsi les urines alcalines; le port de la flanelle et surtout de la soie directement sur la peau m'ont rendu souvent de grands services dans cette affection. Quant au traitement local, je vous engage à faire prendre aux malades des douches sur le périnée, un quart de lavement d'eau froide le soir avant de se coucher.

On peut commencer d'emblée, les instillations au nitrate d'argent, sans passages de sonde préalables.

Cependant on se trouve bien de faire quelques introductions de bougies avant d'en venir aux cautérisations. C'est dans cette affection morbide que j'ai toujours obtenu les meilleurs résultats par les instillations.

Quelquefois deux ou trois instillations donnent un bien-être surprenant, dans les cas de contracture rhumatismale simple. Le résultat est loin d'être le même lorsqu'il s'agit de contracture compliquant la prostatite rhumatismale ; c'est ici qu'il y a lutte longue et énergique contre le mal ; il ne faut pas vous laisser décourager par l'insuccès. Cesser au bout d'un certain temps, pour reprendre plus énergiquement : et à ce sujet, il y a une chose qui m'a frappé, c'est que la plupart du temps les malades se trouvent beaucoup mieux quand on cesse tout traitement que pendant ; les résultats ne sont pas instantanés ; on peut l'expliquer par l'inflammation qu'amène l'introduction répétée de l'instrument et l'instillation. C'est dans les intervalles du traitement chirurgical, que je vous engage à insister sur les balsamiques, cubèbe, santal, térébenthine, à faire prendre au malade, une demi-heure avant chaque repas, dans un peu d'eau sucrée un paquet de 60 centigr. de poudre d'ergot de seigle. Quelquefois le matin un bain de siége froid de 5 minutes de durée.

En variant ces divers médicaments, vous arriverez à soulager le malade, à déplacer le rhumatisme, à modifier l'état des muscles contracturés.

Un mot, pour terminer cette leçon, sur le traitement des complications de la contracture. Ces complications portent surtout sur le réservoir urinaire et sur son contenu, l'urine.

Nous avons vu que la vessie ayant un obstacle plus grand à surmonter, est obligée de déployer plus d'action. Sous cette influence, les muscles vésicaux s'hypertrophient et conservent ainsi pendant quelque temps la miction normale ; mais peu à peu l'obstacle restant, les fibres perdent de leur force ; elles ne peuvent plus lutter et ne pouvant plus aussi expulser le liquide, se laissent distendre par lui; il y a stagnation d'urine, la vessie ne se vide pas ; le liquide enflamme la muqueuse, qui réagissant sur l'urine transforme l'urée en carbonate d'ammoniaque ; les urines deviennent purulentes ; d'où catarrhe vésical, retentissement sur les reins et urémie. C'est la marche généralement suivie par l'affection, si on ne la combat pas.

Lorsque le mal est à son début, des sondages répétés, des lavages remettent tout en ordre ; mais si l'urine est purulente et très-alcaline, ce qui arrive surtout dans les cas de contracture non rhumatismale, il faut alors ajouter au traitement chirurgical un médicament acide ; j'emploie dans ce cas l'acide chlorhydrique fumant ; j'en ai obtenu d'excellents résultats, bien meilleurs que ceux avec les injections d'acide phénique. 1 gr. à 1 gr. 50 par litre à boire dans les vingt-quatre heures.

Vous trouverez peut-être étonnant, qu'à propos

des urines purulentes et de la contracture d'origine
rhumatismale, je ne vous aie pas parlé de l'emploi
d'un médicament qui est actuellement à la mode, je
veux dire le salicylate de soude. C'est que, Messieurs,
les expériences faites depuis longtemps en Allemagne
et en Angleterre et celles qui nous sont personnelles
m'autorisent à regarder ce médicament comme peu
utile, quand il n'est pas nuisible, en ce qui concerne
la contracture.

Sur les urines purulentes, il n'agit que comme
désinfectant, et à ce titre ne vaut pas mieux que
l'acide phénique : mais il a, en revanche, un inconvénient grave. Chez les malades qui ont les urines
aussi malsaines, les reins sont souvent atteints et
l'élimination par leur office est souvent entravée ; et
l'élimination de l'acide salicylique entravée, c'est
l'empoisonnement.

Quant au traitement de la contracture rhumatismale par le salicylate de soude, j'ai obtenu quelques
légères améliorations dans les douleurs ; mais au
prix de tels dégoûts, nausées, etc. pour les malades,
que le bénéfice acquis ne remplace pas les inconvénients de l'ingestion du médicament. Je vous engage
donc à être très-réservés dans l'emploi de l'acide salicylique, surtout si vous avez à craindre un état
morbide du côté des reins.

CINQUIÈME LEÇON

De la contracture du col chez la femme.

SOMMAIRE : Des eaux minérales dans les maladies des voies urinaires. — De la contracture du col vésical chez la femme. — Anatomie du col vésical chez elle. — Diagnostic de la maladie. — Son traitement. — Etude de la dilatation rapide de l'urèthre chez la femme. — Conclusions.

Messieurs,

Après avoir étudié la contracture du col vésical chez l'homme, il nous reste à examiner cette même maladie chez la femme ; car cette affection, comme je vous l'ai dit, atteint les deux sexes. Cependant, avant d'entreprendre ensemble cette étude, je vous demanderai la permission de dire quelques mots sur un sujet qui a été l'objet de nombreuses questions de la part de plusieurs d'entre vous, dans nos entretiens familiers après le cours ; il s'agit de l'influence des eaux minérales sur la contracture du col vésical et en général dans les maladies des voies urinaires. Vu la longueur du sujet, il est évident que nous ne pouvons ici que l'esquisser, et dessiner à grands traits leur action bienfaisante ou malsaine suivant les cas pathologiques.

Les eaux minérales agissent sur les voies urinaires de deux façons différentes suivant que l'on a à traiter une affection organique ou à expulser des corps étrangers. Telle eau sera excellente pour le deuxième cas et donnera des résultats déplorables dans le premier.

Quand on veut se rendre compte de l'influence d'une eau minérale, il faut se placer dans des conditions spéciales d'observation ; si vous lisez ce qui est écrit par les médecins des stations thermales, vous verrez que, d'après eux et de bonne foi, les eaux qu'ils préconisent guérissent beaucoup de maladies très-disparates les unes des autres. Pourquoi? C'est qu'imbus de leur sujet, ils n'ont examiné très-souvent qu'un côté de la question ou du moins ils ne l'ont examiné que pendant un temps déterminé ; ils ne voient les malades que pendant la saison thermale, dans des conditions spéciales de grand air, de repos intellectuel, de quiétude morale.

Sous ces influences salutaires plusieurs affections s'améliorent en dehors de l'action des eaux et on peut cependant leur en attribuer le bénéfice ; mais le malade, une fois rentré dans son traintrain ordinaire, au milieu des accidents quotidiens de la vie, des travaux nécessités par la position sociale, le malade, dis-je, ne présente plus les mêmes améliorations au médecin traitant : l'affection sur laquelle l'eau thermale a une influence spéciale conserve son amélioration, mais les autres reviennent vite à leur état pathologique primitif, ce qui prouve le peu d'action que l'on a eu sur elles. Demandons à cette partie de la thérapeutique ce qu'elle peut nous donner et pas autre chose.

Les chimistes se sont surtout préoccupés avec

juste raison des principes et des sels que contiennent les sources thermales, de manière à pouvoir en faire la classification; mais connaître la composition chimique d'une source n'est pas suffisant pour se rendre compte de son action thérapeutique; des eaux thermales, ayant une composition chimique presque identique ont, au contraire, des effets thérapeutiques complétement opposés; j'en déduirai que, pour un médecin, c'est surtout sur les observations bien étudiées qu'il doit se baser pour apprécier chaque station thermale.

Examinons les eaux thermales au double point de vue de leur action sur les voies urinaires et sur les corps étrangers à expulser. Les eaux sulfureuses doivent être en général proscrites dans tous les cas; elles ne réussissent pas, de l'aveu même des médecins attachés aux stations sulfureuses; je ne les ai vu apporter une amélioration que dans le cas de contracture du col de nature rhumatismale, et sans aucune autre action inflammatoire réflexe. Les eaux ferrugineuses sont reconstituantes et par conséquent ont leur emploi marqué dans les cas assez fréquents de cachexie et de déperdition de forces occasionnées par une affection rénale ou vésicale.

Les eaux que l'on emploie le plus dans la thérapeutique des maladies des voies urinaires, ce sont les eaux alcalines, bicarbonatées sodiques, telles que celles de Vichy, Contrexéville, Vals, Evian. En thèse générale, ces eaux méritent la haute réputation dont elles jouissent par rapport au traitement

des maladies des voies urinaires. Il est incontestable
que dans un certain nombre de cas de ces affections
elles donnent des résultats que certains malades et
même quelques médecins qualifient de miraculeux,
mais que je me contenterai d'appeler remarquables
pour ne pas faire peser sur elles une exagération
qui leur serait certainement nuisible. Il ne faut pas
non plus leur demander de guérir toutes les maladies des voies urinaires. Ainsi, elles ne peuvent
rien contre le rétrécissement organique de l'urèthre,
rien contre les engorgements sénils de la prostate ;
je les ai vues exaspérer les crises de pertes sémi-
nales chez un malade qui en était atteint et je pense
que d'une manière générale elles conviennent peu
dans les cas de contracture du col vésical, dans les
états spasmodiques de la vessie ; c'est par centaines
que l'on peut signaler les accidents produits par
l'usage intempestif de ces eaux dans les cas d'affection calculeuse ; leur emploi est encore dangereux
quand il précède ou suit une opération sur les voies
urinaires ; aussi est-ce avec la plus grande réserve
que j'opère un malade qui arrive directement d'une
de ces stations thermales. Mais elles ont, dans les
cas de gravelle, une spécialité d'action bien dé-
montrée et qui est aussi efficace dans toutes les es-
pèces de gravelle ; elles modifient, soit l'état général
de l'individu, soit la vitalité des reins, de telle sorte
que la diathèse urique cesse d'exercer son influence
sur la composition de l'urine ou du moins de le faire
avec la même énergie. Les graveleux qui ont été à

une de ces stations éprouvent toujours consécutive-
ment une grande amélioration dans la fréquence des
crises de coliques néphrétiques, quelquefois même
ils peuvent se croire débarrassés pour toujours. Ce
n'est pas à dire que ces eaux aient le pouvoir de
dissoudre la pierre ou les graviers; jamais, malgré
les assertions contraires, elles n'ont joui de cette
propriété qui serait tant à désirer, mais enfin elles
rendent déjà des services signalés puisqu'elles ex-
pulsent les graviers qui séjournent soit dans les ca-
vités des reins, soit dans celle de la vessie, et
qu'elles contribuent de cette manière à éviter la formation de calculs rénaux ou vésicaux. Ce n'est point
en rendant la surface des graviers moins rugueuse
qu'elles provoquent leur sortie; l'explication est
toute différente. D'abord, elles agissent d'une manière favorable sur l'état inflammatoire des mem-
branes muqueuses de tout l'appareil urinaire, dé-
barrassant les urines des dépôts purulents et mu-
queux qui s'y trouvaient par suite de pyélite ou de
catarrhe vésical, dissolvant ou entraînant les pa-
quets de glaires qui, enveloppant les graviers, les
rendaient immobiles, les empêchaient d'être entraî-
nés au dehors; en second lieu, sans parler de la
masse d'eau ingérée, dont l'élimination par la sécré-
tion urinaire doit établir un courant dont l'effet
utile ne peut être contesté, j'admets pour ma part,
et d'après les faits que j'ai observés, que ces eaux,
surtout celles de Contrexéville et de Capvern, ré-
veillent et stimulent la contractilité des conduits et

des réservoirs urinaires. Cette action, ajoutée aux autres conditions favorables dans lesquelles se trouvent placés les graviers lors de ce traitement thermal, font comprendre tout le profit que doivent en retirer les graveleux, quel que soit le genre de gravelle qui les ait atteints. Tous les malades sujets aux coliques néphrétiques qui vont faire une saison à ces eaux rendent des graviers le plus souvent pendant le cours du traitement thermal, quelquefois après leur retour dans leurs foyers. Je vous citerai, entre autres, l'observation concernant un ancien négociant âgé de 50 ans, qui après avoir passé deux mois à Contrexéville rendit, peu de temps après son retour, un gravier ayant le volume et la forme d'un gros noyau de pruneau; il retourna deux autres années à Contrexéville, n'eut plus de nouvelle coliques néphrétiques; mais il faut ajouter qu'en revanche, des accès de goutte qui avaient cessé revinrent avec une nouvelle intensité.

Les propriétés que nous avons reconnues à ces eaux bicarbonatées sodiques expliquent leur heureuse action dans plusieurs affections organiques des voies urinaires, telle que le catarrhe vésical, l'atonie de la vessie, l'inflammation chronique du col et de la prostate, la prostatorrhée, l'uréthrite chronique; mais, comme je vous l'ai déjà dit, de ce qu'elles sont à peu près identiques chimiquement parlant, elles doivent être étudiées chacune séparément pour bien se rendre compte de leur action thérapeutique.

Les eaux de Contrexéville jouissent avec raison d'une vieille réputation et d'une vogue d'efficacité très-marquée dans les maladies des voies urinaires. Toutes les fois qu'un malade est atteint de coliques néphrétiques, qu'il a la gravelle ou rend même des graviers, vous devez ordonner soit à domicile, soit sur place, ces eaux expulsives; leur mérite principal est de nettoyer, laver toutes les voies urinaires depuis les reins jusqu'à la vessie; diminuer par leur alcalinité l'acidité des urines, mais faiblement, tel est ce que vous devez chercher dans leur emploi, et il me semble que ce rôle est déjà assez important pour en tenir compte. J'ai écrit que les eaux de Contrexéville n'avaient jamais guéri la gravelle radicalement, et je le maintiens; cette opinion, qui était aussi celle de Caudmont, est basée sur une quantité considérable d'observations: vous serez à même, d'ailleurs, de vérifier souvent ce fait dans votre clientèle.

D'un autre côté, ces eaux qui nous sont si utiles dans les cas de gravelle à expulser, ne doivent pas être ordonnées à la légère; elles sont excitantes et vous devez les proscrire comme toutes les eaux minérales d'ailleurs, soit purgatives, soit médicamenteuses, lorsque le malade est atteint de contracture du col ou que vous devez faire une opération sur l'urèthre ou dans la vessie.

Les eaux de Contrexéville sont donc excellentes en certains cas déterminés; mais elles doivent être rejetées dans d'autres. Caudmont regardait ces eaux comme tellement excitantes qu'il s'en servait comme d'un symptôme pour le diagnostic de l'affection calculeuse. Lorsqu'il existe un calcul dans la vessie, disait-il, les eaux de Contrexéville donnent lieu, au bout de trois ou quatre jours, à des accidents douloureux qui mettent sur la voie du diagnostic.

Ces eaux ont sur les reins une action irritante très-prononcée. Vous serez donc très-prudents, Messieurs, dans l'emploi des eaux de Contrexéville, et vous n'y enverrez que les malades qui présentent une intégrité parfaite des voies urinaires ; ceux qui ont du pus dans les urines, des tubes épithéliaux du rein, ceux enfin chez lesquels vous craignez une néphrite, ne doivent pas être adressés à cette station thermale.

Dans les cas contraires, usez-en largement et vous enlèverez aux malades les douleurs rénales, ces coliques néphrétiques qui troublent leur santé et leur moral.

A côté des eaux de Contrexéville, nous pouvons placer comme eaux expulsives celles de Vitel, de Vals, d'Evian et surtout celles de Capvern ; cette station est encore peu connue et cependant l'eau minérale de Capvern est appelée, selon moi, à jouer un rôle important ; moins irritantes que les eaux de Contrexéville, elles jouissent d'un degré suffisant d'excitabilité sur les reins au point d'expulser des canalicules des calculs assez volumineux. Elles tiennent le milieu entre les eaux de Vichy et celles de Contrexéville.| Elles ont l'avantage non-seulement de chasser le calcul, de l'émietter, puisqu'elles peuvent être prises à haute dose; mais aussi d'agir sur l'équilibre troublé entre les actes d'assimilation et de désassimilation. On utilise l'eau de Hount-Caoute.

Les eaux de Vichy s'attaquent à la crase du sang; leur alcalinité doit les faire employer contre la diathèse urique, à titre de médication altérante sur l'état constitutionnel; elles n'agissent plus sur les organes en les lavant, car elles sont prises en petite quantité, mais par moyen indirect. Par conséquent, il y a une différence notable dans les deux eaux de Contrexéville et de Vichy : élimination du corps étranger par le simple lavage dans le premier cas; élimination plus ou moins facile du corps étranger et suppression de la formation, en agissant directement sur les fonctions digestives qui sont régularisées et relevées dans le deuxième. Ces eaux ont donc des caractères parfaitement tranchés qui doivent vous indiquer leur emploi général.

Les eaux de Vichy peuvent être employées dans les affections rénales; mais il faut éviter qu'elles produisent la diarrhée, car elles n'ont plus alors aucune action sur les voies urinaires. Vous devez les proscrire comme les autres dans les cas de contracture du col. A côté de ces eaux bicarbonatées sodiques, on peut mettre celles de Vals et d'Evian qui sont plus faibles et moins déprimantes.

Les purgatifs salins augmentent la contracture du col et doivent être remplacés par l'huile de ricin, la scamonnée, etc.

Ces quelques mots sur les eaux minérales à employer dans le cas qui nous occupe suffiront pour vous diriger dans leur emploi.

Terminons ce qui est relatif à la contracture du col vésical, en étudiant cette affection chez la femme.

L'urèthre chez la femme correspond, comme on l'a dit avec juste raison, à la portion fixe du canal chez l'homme ; sa direction est presque en ligne droite ; sa longueur a une moyenne de 30 à 32 millimètres ; son diamètre, 7 millimètres environ ; il est pour ainsi dire creusé dans la paroi supérieure du vagin : le méat externe est très-peu dilatable, l'interne l'est plus, — on a comparé tout le conduit à un fuseau. Mais la structure de l'urèthre chez la femme présente une particularité très-importante à vous signaler: la tunique musculaire forme deux couches, l'une interne à fibres lisses, longitudinales ; l'autre externe, circulaire, constituée par des fibres striées. On admet que ces fibres striées remplacent chez la femme le muscle bulbo-caverneux chez l'homme et qu'elles aident ainsi à l'expulsion des dernières gouttes d'urine. J'ai tenu à vous signaler ces fibres striées circulaires, car elles jouent un rôle dans la dilatation de l'urèthre, à laquelle elles forment un obstacle qui ne peut être vaincu que par la chloroformisation à dose résolutive complète.

Nous avons vu que, chez l'homme, la contracture du col vésical pouvait être due à une inflammation de voisinage et être symptomatique d'une prostatite, d'un calcul, d'un rétrécissement, d'hémorrhoïdes, ou être idiopathique, de nature nerveuse ou rhumatismale.

Chez la femme les rétrécissements sont rares ; la pierre existe dans des proportions très-limitées ; l'uréthrite n'est pas non plus une affection commune chez elle ; mais il faut chercher la cause de la contracture dans les inflammations de matrice et dans l'état nerveux et dans l'hystérie. Chez l'homme, si le rhumatisme peut être appelé d'emblée sur les muscles du col, comme sur tout autre muscle de l'économie, Caudmont admettait, cependant, comme nous l'avons vu, pour point de départ fréquent, le rhumatisme attiré par le tissu blanc de l'enveloppe fibreuse de la prostate. Cette théorie serait justifiée par le peu de cas de contracture de nature rhumatismale que l'on rencontre chez la femme. Pour moi, je n'hésite pas à attribuer aux trois causes suivantes la plus grande part dans l'étiologie de la contracture du col vésical chez la femme : 1º la masturbation si commune chez elle ; 2º l'introduction dans la vessie de corps étrangers ; 3º toutes les affections dues au tempérament nerveux, la plupart des névroses (hypochondrie, hystérie), la chloro-anémie.

Les symptômes sont les mêmes que ceux que je vous ai indiqués précédemment : envies d'uriner plus ou moins fréquentes ; douleurs en urinant ; jet interrompu brusquement ; quelquefois difficulté considérable pour commencer à uriner ; quelquefois aussi nécessité absolue de satisfaire immédiatement à un besoin impérieux ; douleur sourde siégeant soit au périnée, soit à l'anus, s'irradiant dans les aines, les cuisses ; ces phénomènes douloureux sont intermittents, et se montrent surtout au moment de la miction ou en allant à la garde-robe. Les urines sont généralement pâles, d'une densité très-faible ; quelquefois chargées de muco-pus s'il y a commencement de catarrhe vésical.

Messieurs, j'appelle spécialement votre attention sur cette maladie chez la femme ; elle existe fréquemment et souvent elle est méconnue soit que la malade ne dise rien dans la crainte d'une exploration, soit que l'attention du médecin soit surtout attirée du côté d'une maladie de matrice. Bien des femmes attribuent leurs envies fréquentes d'uriner à un déplacement de cet organe, à des surexcitations nerveuses, et elles sont tout étonnées quand, en les sondant, on retire une grande quantité d'urine.

Les moyens d'exploration sont les mêmes que dans la contracture vésicale chez l'homme ; — on pourrait se servir plus facilement ici de sondes et de bougies ordinaires; vue la brièveté du canal et sa rectitude, mais cependant je vous engage à employer de préférence la bougie exploratrice. L'introduction se fera la femme découverte et placée en travers du lit. Cette introduction est quelquefois excessivement douloureuse, et cette douleur a une acuité aussi grande tout le temps que l'instrument parcourt le canal.

J'arrive au point qui doit être surtout étudié: le

traitement de la contracture çhez la femme. Trois moyens peuvent être préconisés pour le traitement chirurgical, le traitement médical étant le même que chez l'homme; ce sont : la cautérisation, la dilatation ou plutôt le massage par l'introduction d'instruments, et enfin la dilatation rapide de l'urèthre.

Les deux premiers traitements vous sont déjà connus ; les instillations argentiques de même que les passages de bougies en cire de plus en plus grosses vous donneront d'excellents résultats; bien conduits, ils sont inoffensifs, utiles et ne laissent après eux aucune crainte de lésions des organes. Le troisième traitement est prôné depuis quelques années ; il tend à se répandre beaucoup dans la pratique; nous allons donc l'étudier en détail; mais je suis obligé de commencer par vous dire que, pour ma part, je l'applique peu; la pensée d'avoir après le traitement une incontinence d'urine m'a toujours retenu. Cependant, comme ce « modus faciendi » a donné d'excellents résultats entre les mains de confrères dont on ne peut suspecter le caractère des observations publiées, je vous laisse le choix entre les deux méthodes.

Il y a déjà longtemps que les chirurgiens s'étaient occupés de la dilatation rapide de l'urèthre chez la femme, surtout pour remplacer la taille dans les cas de calculs vésicaux; mais l'incontinence d'urine était en général la conséquence forcée de l'imperfection de leurs procédés.

Au commencement de ce siècle, Astley Cooper

pratiqua la dilatation rapide avec succès ; il fut suivi dans cette voie par des chirurgiens anglais ; dans ces dernières années, M. Simonin fit paraître un travail intitulé : « Innocuité et utilité de l'extrême et rapide dilatation de l'urèthre chez la femme. » M. Simon, à Heidelberg, a érigé la dilatation rapide en méthode courante pour le diagnostic et le traitement des maladies de vessie chez la femme. Des chirurgiens de la capitale emploient aussi cette méthode ; mais bientôt on ne s'est plus contenté de dilater le méat externe, on en est arrivé à le couper pour rendre l'ouverture plus grande, et la dilatation a surtout pour but d'arriver dans la vessie pour faire l'extraction d'un corps étranger ou cautériser la muqueuse vésicale.

Comme nous nous occupons seulement de la dilatation du canal comme moyen de traitement contre la contracture, le point le plus important à connaître c'est de savoir jusqu'où on peut pousser la dilatation sans s'exposer à détruire l'élasticité des fibres musculaires : plus on va, plus on augmente cette possibilité de dilatation ; Hybord avait admis une moyenne de 12 millimètres ; M. Simonin est allé jusqu'à 24 millimètres ; M. Simon indique 2 centimètres ; enfin, on a amené la dilatation jusqu'à près de 3 centimètres ; il est évident que, dans ces cas, il faut faire des mouchetures.

M. Maurice, qui a reproduit dans sa thèse les idées de son maître, M. Simonin, a établi les conclusions suivantes :

1° La dilatation rapide de l'urèthre chez la femme est d'une innocuité parfaite, pourvu que cette dilatation ne soit pas poussée au delà de 2 centimètres et demi.

2° La femme doit être anesthésiée jusqu'à la période dite chirurgicale ; sans quoi la douleur provoquée est considérable, et le canal sujet à des ruptures.

Vous devez remarquer, Messieurs, que la seconde conclusion expose la malade à la sidération chloroformique : c'est une raison majeure pour qu'on n'ait recours à cette méthode que dans des cas bien déterminés et non pas pour une simple exploration.

Enfin, il n'est pas tout à fait inoffensif de faire des mouchetures ou même une éraillure un peu prononcée dans un endroit aussi vasculaire ; il peut s'ensuivre des hémorrhagies, de l'infection purulente, des déchirures très-étendues.

Quand on compare, d'un côté, l'innocuité complète de la dilatation progressive du col par le passage de bougies, et de l'autre, les accidents consécutifs à la dilatation rapide, cette nécessité de chloroformer fortement la malade, on est de l'avis de Dolbeau qui repoussait cette manière d'opérer à cause de l'incontinence d'urine qui peut suivre.

Cependant j'avoue que, tout en ne me servant pas de cette méthode, je serai moins exclusif, et je crois que cette dilatation sagement conduite peut donner de bons résultats, ainsi que cela arrive tous les jours entre les mains d'opérateurs prudents.

Les instruments employés varient avec les chirurgiens : les doigts, des pinces à pansements, des spéculums auri et ani peuvent être utilisés. M. Simonin se sert de dilatateurs en caoutchouc durci ayant la forme de spéculums munis d'un obturateur ; il y a sept dilatateurs dont le tuyau mesure 6 centimètres et demi et l'obturateur 8 centimètres et demi. — Le plus petit, le n° 1, celui par lequel commence la dilatation, a un diamètre de 9 millimètres et correspond au cathéter 17 de la filière de Charrière ; le n° 7, le plus gros, a 2 centimètres ; après le n° 1 chaque dilatateur augmente de 2 millimètres. La malade chloroformée est couchée sur le dos, les cuisses étant maintenues écartées par des aides, et les parties génitales externes étant très-accessibles.

M. Simonin emploie un spéculum ani ayant à l'extrémité la plus conique 35 millimètres de circonférence ou 11 millimètres de diamètre ; à la partie moyenne 52 millimètres de circonférence ou 16 millimètres 5 de diamètre ; il n'introduit jamais l'instrument au delà de sa partie moyenne.

M. Tillaux, comme je vous l'ai déjà dit, se sert d'un dilatateur ne différent de celui de Dolbeau, pour la lithotritie périnéale, qu'en ce que l'écartement des branches se produit par un mouvement rétrograde des boules terminales. Ce professeur emploie aussi un tube métallique, au centre duquel se meut une tige munie, à son bout vésical, de quatre petits leviers qui, s'éloignant ou se rapprochant par un mouvement de bascule, écartent ou rapprochent l'une de l'autre les deux moitiés d'un cylindre légèrement arrondies à leurs extrémités.

On peut, à l'exemple de M. Mercier, se servir d'un petit brise-pierre qu'on ouvre d'une certaine quantité et que l'on retire de vive force. Tous les dilatateurs inventés pour la lithotritie périnéale, tels que ceux de MM. Guyon et Duplay, de Caudmont, de M. Trélat, peuvent être employés ; mais rappelez-vous qu'avec tous ces instruments, quel que soit celui que vous choisirez, il faudra commencer par chloroformer la malade et la chloroformer jusqu'à résolution complète.

Messieurs, nous voilà arrivés au terme de notre étude sur la contracture du col ; vous avez dû remarquer qu'il y a quelques détails que j'ai laissés dans l'ombre ; par exemple : en anatomie, l'innervation du col ; en physiologie, les différentes idées émises sur la miction : c'est que j'ai tenu à ne m'occuper que de ce qui était clair pour moi, de ce qui avait pour base les faits cliniques et l'observation.

Cette étude a eu principalement pour but de vous donner des idées précises sur une maladie mal définie ; nous pouvons les résumer ainsi : la contracture du col vésical est une maladie et non un symptôme ; il ne faut pas la confondre avec la contraction passagère ou le spasme ; c'est cette confusion qui a fait écrire que la contracture est un symptôme et qu'elle ne constitue pas plus la maladie que le râle crépitant fin ne constitue la pneumonie ; il n'y a pas des contractures vésicales, il n'y a que la contracture vésicale due à des causes qui peuvent être différentes, mais le résultat est le même.

Dans le diagnostic, si l'on peut s'aider des symptômes fonctionnels, vous devez surtout compter sur les moyens chirurgicaux ; le tact des doigts demande par conséquent à être exercé. Pour le traitement on doit, autant que possible, utiliser la chirurgie, c'est-à-dire les instillations et les passages de sonde, tout en prenant largement dans la thérapeutique médicale. Je serais très-heureux si vous aviez pu retirer de ces leçons l'idée bien nette que cette maladie se rencontre fréquemment, qu'elle doit occuper dans le cadre nosologique une place à part au même titre que la contracture des extrémités, et qu'elle est assez répandue pour être étudiée consciencieusement.

Plusieurs des idées que j'ai émises sont, pour ainsi dire, nouvelles, puisqu'elles n'ont jamais été publiées : elles sont le résultat de dissections, d'études physiologiques *in anima vili*, d'observations recueillies : étudiez-les à votre tour, Messieurs, sans parti pris ; refaites ces mêmes expériences ; reprenez *ab ovo* ces mêmes travaux, et si vous arrivez au même résultat, faites comme moi, propagez ces idées, et comme moi aussi vous aurez essayé d'atteindre le but que doit se proposer tout médecin : *être utile.*

FIN.

8

TABLE DES MATIÈRES

PREMIÈRE LEÇON.

Définition. — Considérations anatomiques et physiologiques.

DEUXIÈME LEÇON.

Etiologie. — Symptômes fonctionnels.

TROISIÈME LEÇON.

Du diagnostic.

QUATRIÈME LEÇON.

Du traitement.

CINQUIÈME LEÇON.

De la contracture du col chez la femme.

Paris. — Typ. A. PARENT, rue M.-le-Prince, 29-31.

ERRATA

Page 3, ligne 20. Supprimer *En effet*.

— 13, — 3. Au lieu de *inquiétait* il faut lire *empêchait*.

— 18, — 24. Point et virgule après *chez l'enfant*.

— 23, — 14. Après *chez la femme*, lire *et qu'elle est*.

— 34, — 3. Mettre *se* au lieu de *sa*.

— 34, — 26. Au lieu de *partie musculaire*, lire *portion musculeuse*.

— 37, — 5. Les mots *d'un autre côté* doivent être placés avant : *comme l'a parfaitement démontré, etc.*

— 42, — 28. Lire *spermatorrhée* au lieu de *spermatenhée*.

— 51 — 16. Au lieu de *pendant*, lire *après*.

— 53 — 16. Au lieu de *ces effets*, lire *efforts*.

— 80 — 13. *Chauds* au lieu de *chaud*.

— 84 — 29. Au lieu de *peut-être pas seulement*, lire : *peut-être pour seulement*.

— 86 — 17. Au lieu de « *ensuite elle devrait porter non pas sur la lèvre antérieure etc.*, » il faut lire : « *ensuite elle devrait porter non pas sur la lèvre postérieure qui est la moins mobile, mais sur l'antérieure..* »

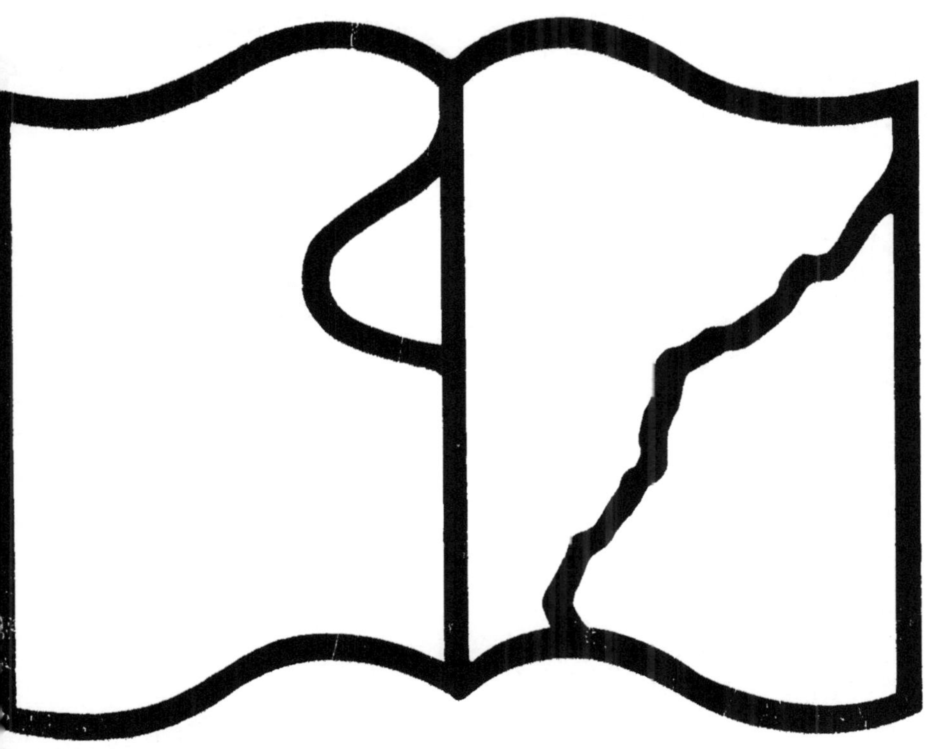

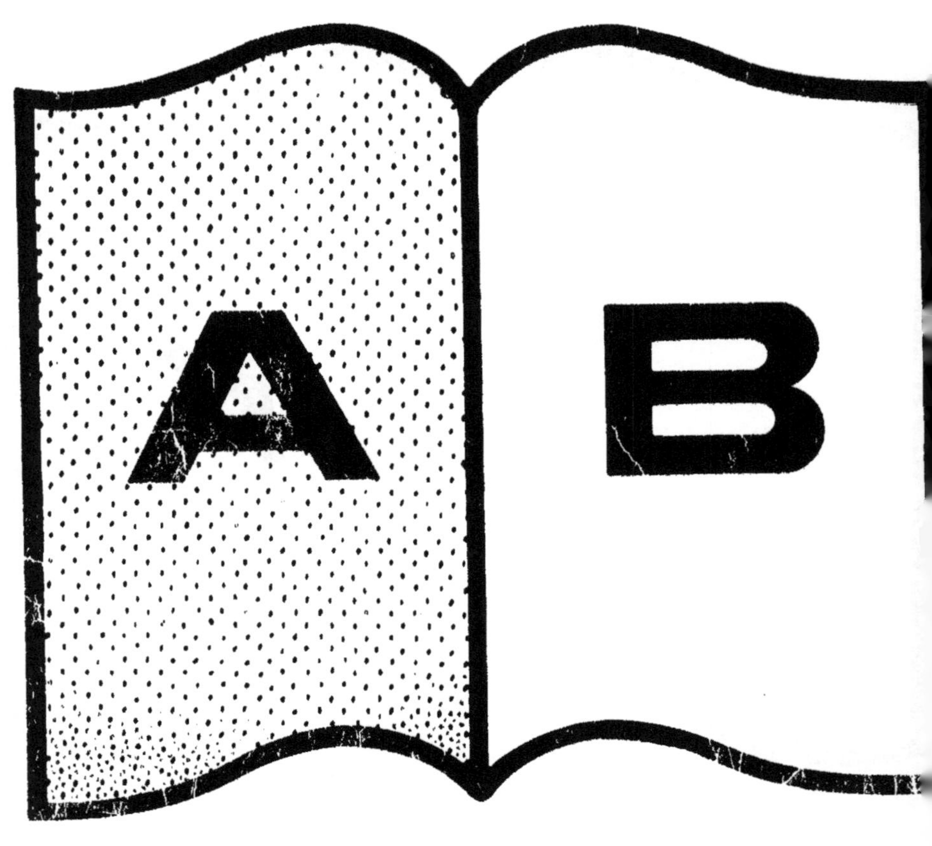

Contraste insuffisant

NF Z 43-120-14